生物技术科普绘本
人体免疫学卷

人体王国保卫战

新叶的神奇之旅 IV

中国生物技术发展中心　编著

科学顾问　王福生

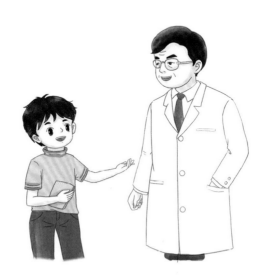

科学普及出版社

·北京·

新叶的小伙伴

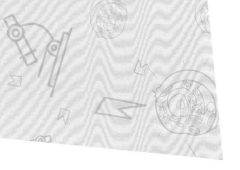

昵　称：小八

学　名：CD8⁺ T 细胞

武　器：钢爪

功　能：可以直接杀死病毒怪物或通过释放
　　　　一些细胞因子发挥杀伤作用。

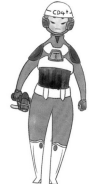

昵　称：小四

学　名：CD4⁺ T 细胞

武　器：泡泡枪

功　能：可以给 CD8⁺ T 细胞战士提供
　　　　帮助。

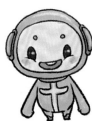

昵　称：小治

学　名：间充质干细胞

功　能：可在需要时分化成特定种类的细
　　　　胞，可以调节各种免疫细胞的功能。

小丑八怪们

昵　　称：**HIV 怪物**

学　　名：人类免疫缺陷病毒（HIV 病毒）

分　　布：主要分布在淋巴结和外周血等

致病特性：主要攻击人体的 $CD4^+$ T 淋巴细胞系统。它是一种感染人体免疫细胞的慢病毒，一旦侵入机体细胞，将会和细胞整合在一起，终生难以消除，属于逆转录病毒。

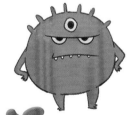

昵　　称：**乙肝小妖**

学　　名：乙肝病毒

致病特性：它是一种双链 DNA 病毒，主要感染肝脏细胞，通过血液、母婴等途径传播。

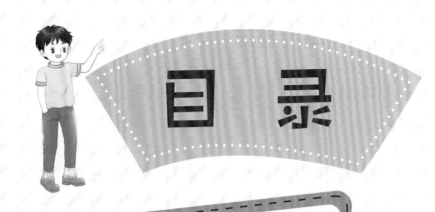

目 录

可恶的 HIV病毒怪物

文 / 焦艳梅

图 / 于卓民　朱航月　纪小红

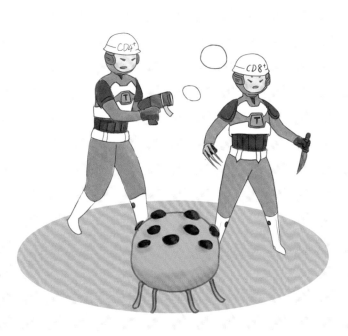

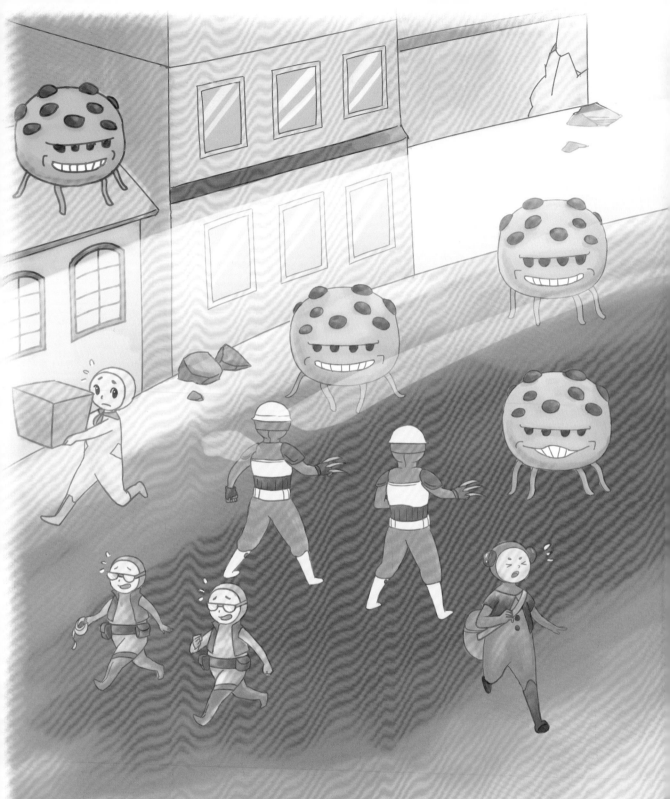

新　叶：王教授，这个王国的环境好差，又是免疫缺陷？那些也是病毒吗？看起来很奇怪。

王教授：这也是免疫缺陷患者，但这是由感染 HIV 病毒怪物引起的。

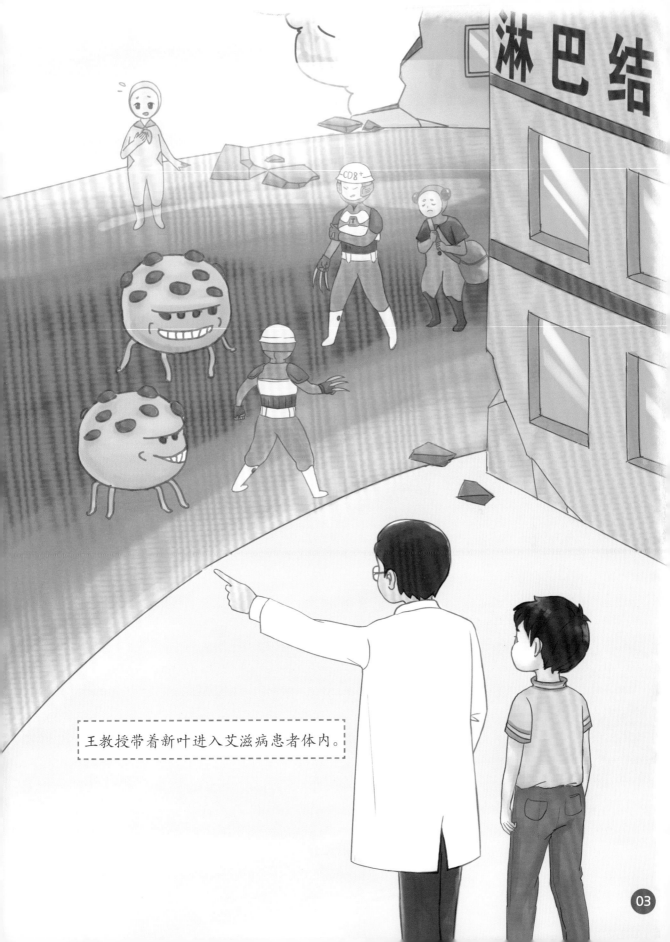

淋巴结

王教授带着新叶进入艾滋病患者体内。

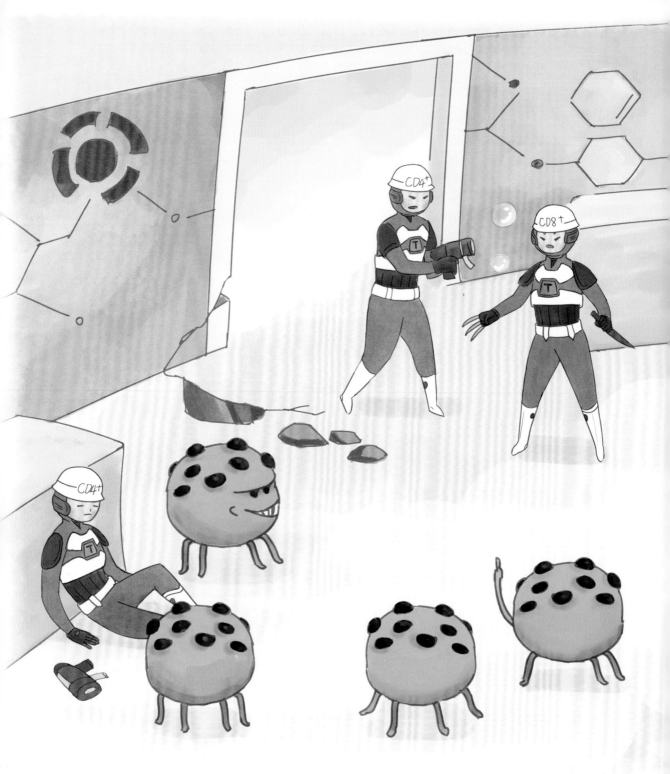

王教授：CD8$^+$ T 细胞战士在消灭 HIV 病毒怪物的过程中发挥了重要作用，但 CD8$^+$ T 细胞战士需要 CD4$^+$ T 细胞战士的帮助。

新　叶：这两种 T 细胞战士在密切配合，共同作战。

王教授：但是 HIV 病毒怪物很强大、很狡猾，主要攻击 CD4$^+$ T 细胞战士。

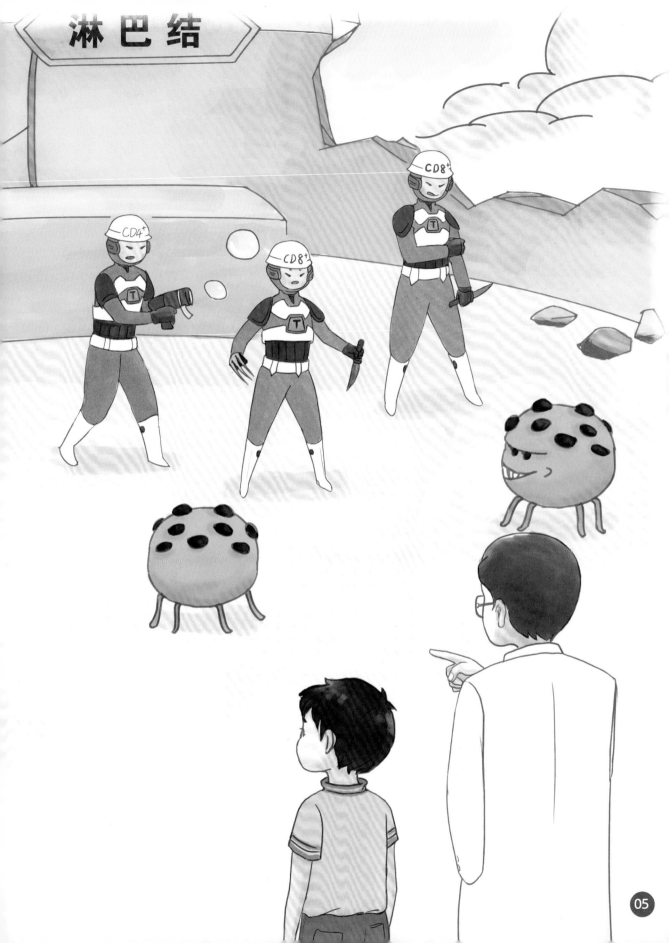

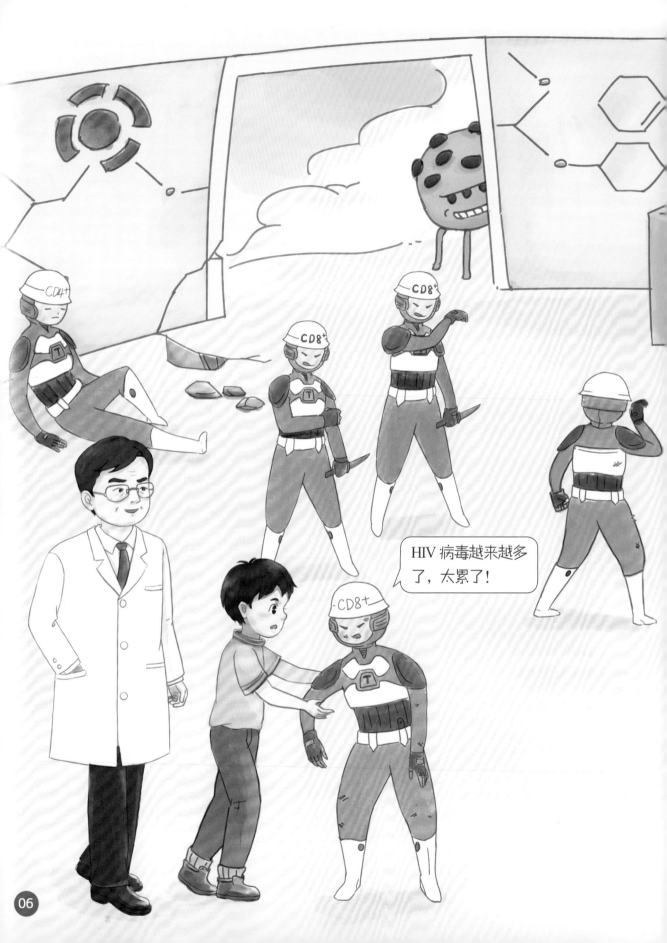

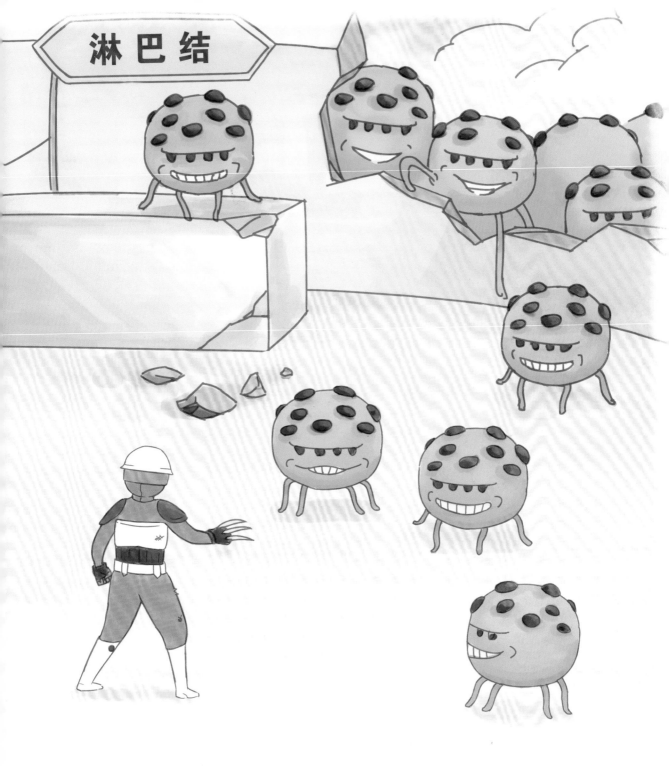

新　叶：HIV 病毒怪物越来越多了，CD4$^+$ T 细胞战士越来越少了，CD8$^+$ T 细胞战士的战斗力也越来越弱了，怎么办？

王教授：我们可以用抗病毒药物帮助它们。

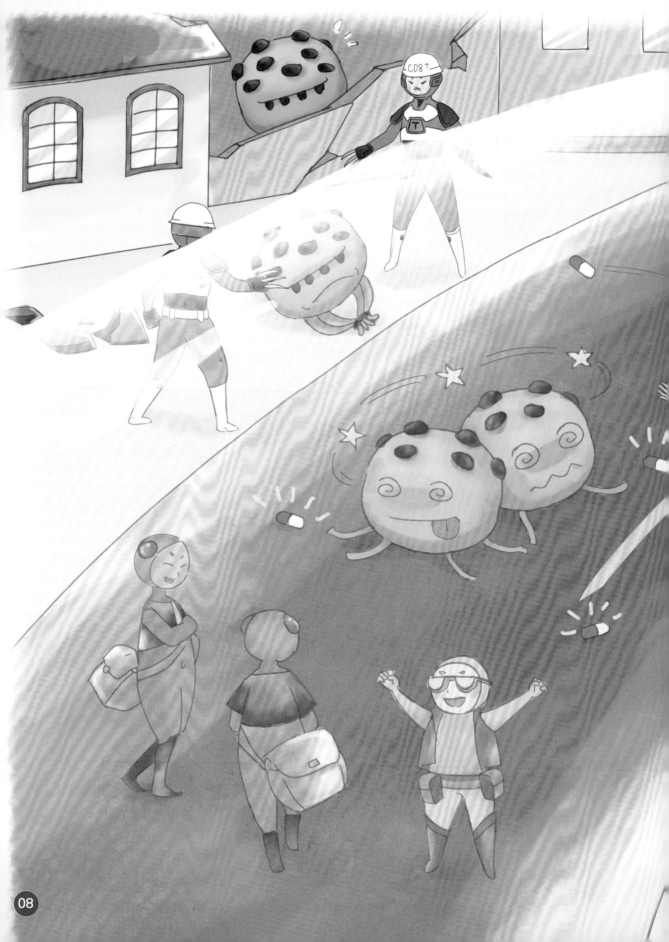

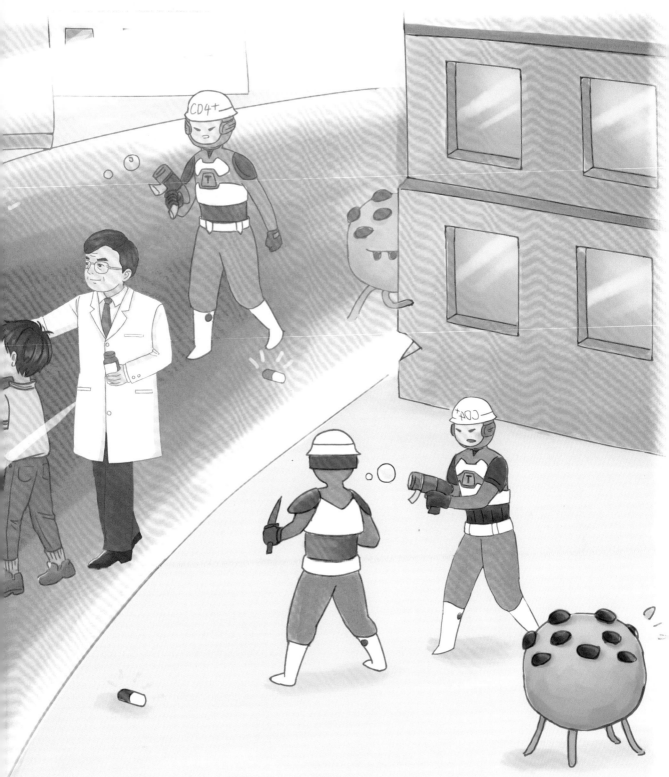

新　叶：用药后，HIV病毒怪物的攻击力就弱了，但是怎么还有一部分没有受到任何影响？

王教授：抗病毒药物可以帮助杀死HIV病毒怪物，但不能完全把它们清除，因为有一部分HIV病毒怪物潜伏起来了，处于休眠状态，药物无法识别。

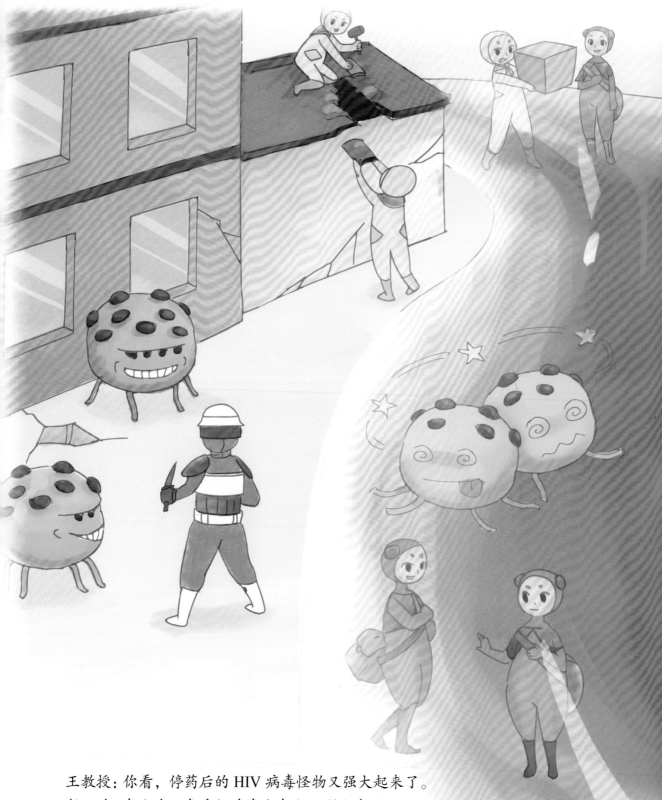

王教授：你看，停药后的 HIV 病毒怪物又强大起来了。

新　叶：怎么办？免疫细胞战士怎么又那么少了？

王教授：这就是艾滋病患者不能完全被治愈的原因，而且人体的免疫力会越来越
　　　　差，甚至合并多重感染。

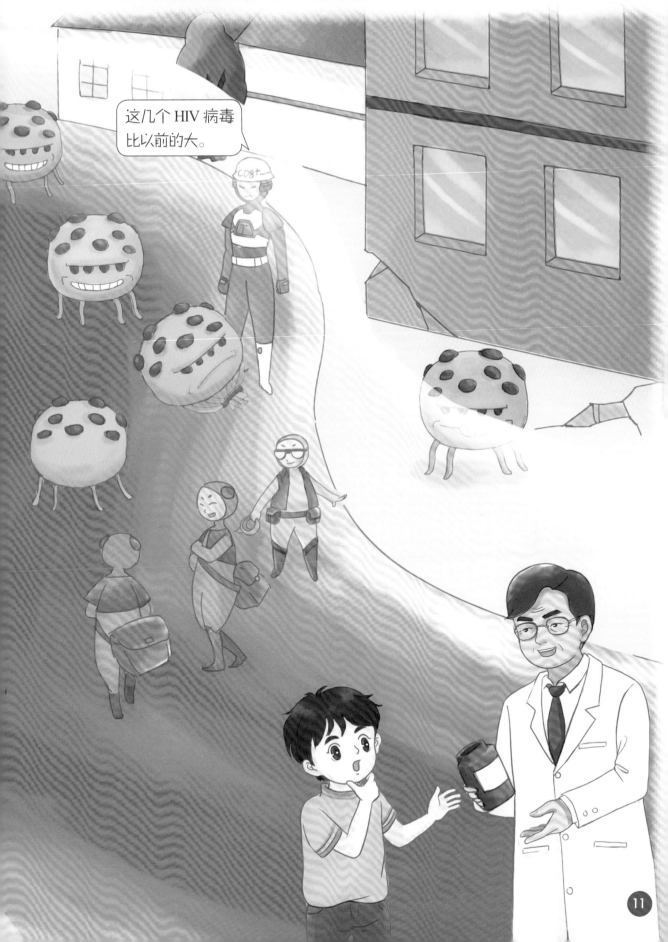

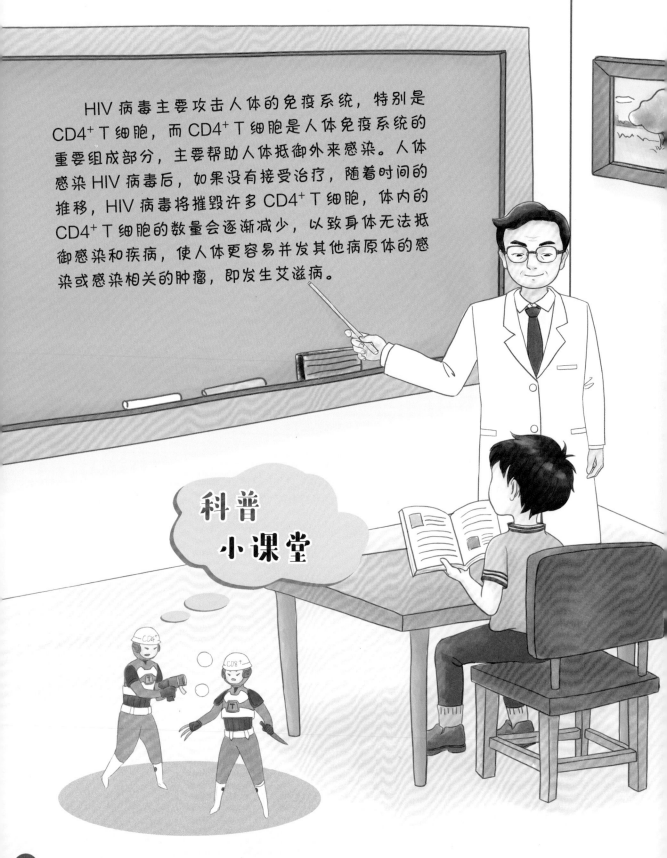

HIV 病毒主要攻击人体的免疫系统，特别是 CD4$^+$ T 细胞，而 CD4$^+$ T 细胞是人体免疫系统的重要组成部分，主要帮助人体抵御外来感染。人体感染 HIV 病毒后，如果没有接受治疗，随着时间的推移，HIV 病毒将摧毁许多 CD4$^+$ T 细胞，体内的 CD4$^+$ T 细胞的数量会逐渐减少，以致身体无法抵御感染和疾病，使人体更容易并发其他病原体的感染或感染相关的肿瘤，即发生艾滋病。

科普小课堂

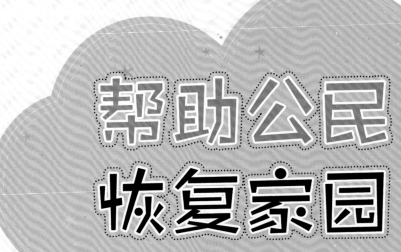

帮助公民恢复家园

文 / 李华杰

图 / 赵 洋 朱航月 纪小红

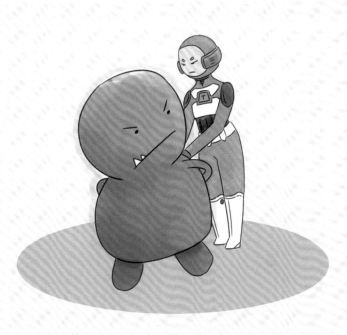

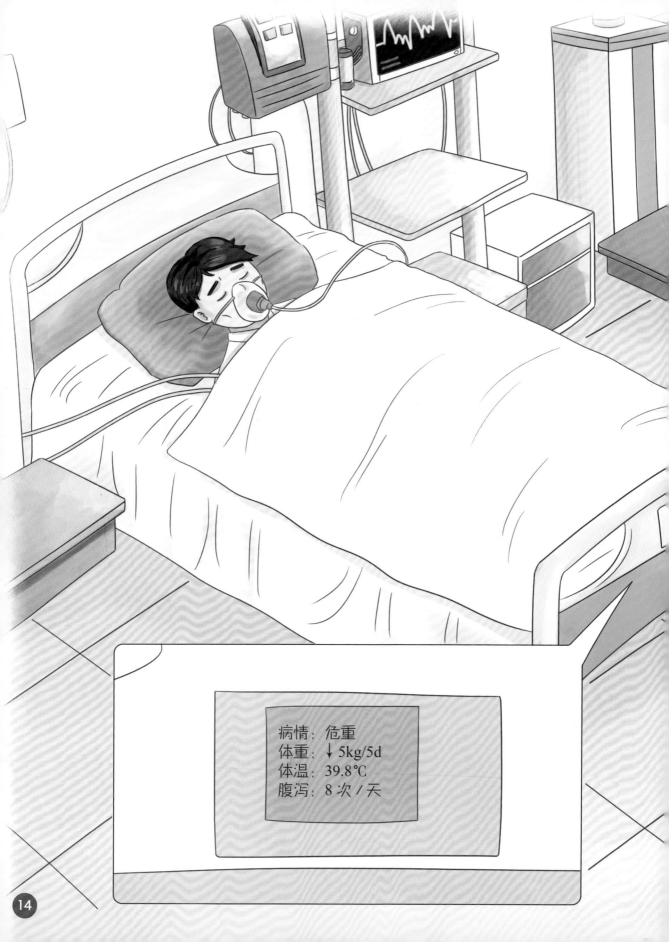

病情：危重
体重：↓5kg/5d
体温：39.8℃
腹泻：8次/天

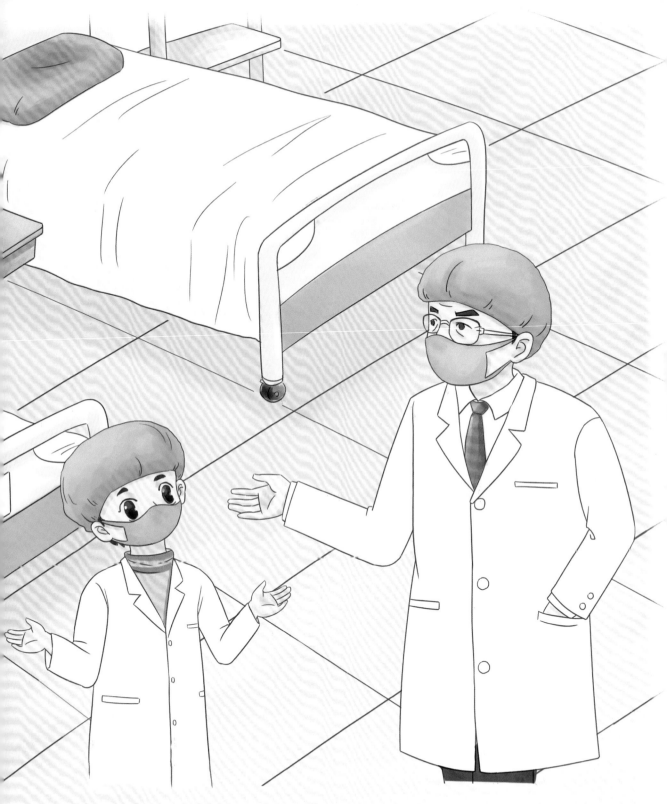

王教授：今天我们一起去看一位艾滋病患者。

新　叶：又是那些 HIV 病毒怪物在人体王国里捣乱吗？

王教授：嗯，我们一起进入他体内看看，你也要动脑筋想办法让他恢复健康。

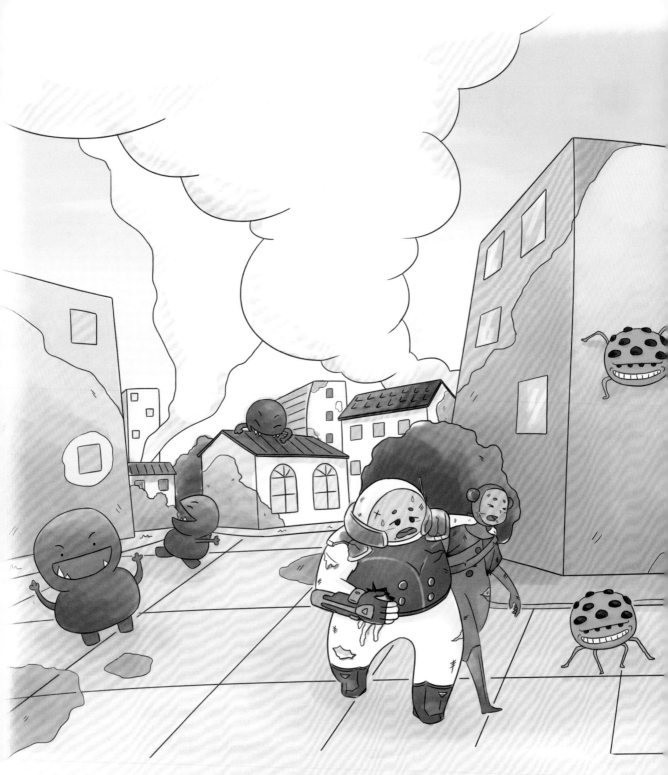

王教授：这里一开始只有几个 HIV 病毒怪物，它们专门杀伤 CD4$^+$ T 细胞战士，现在 T 细胞战士所剩无几，给了其他细菌、病毒怪物可乘之机，现在不能只依靠这里的免疫细胞战士了。

新　　叶：王教授，如果我们的家园遭受了破坏，四方都会支援。那对于这种没有能力恢复家园的王国，能不能依靠其他王国成员的帮忙呢？

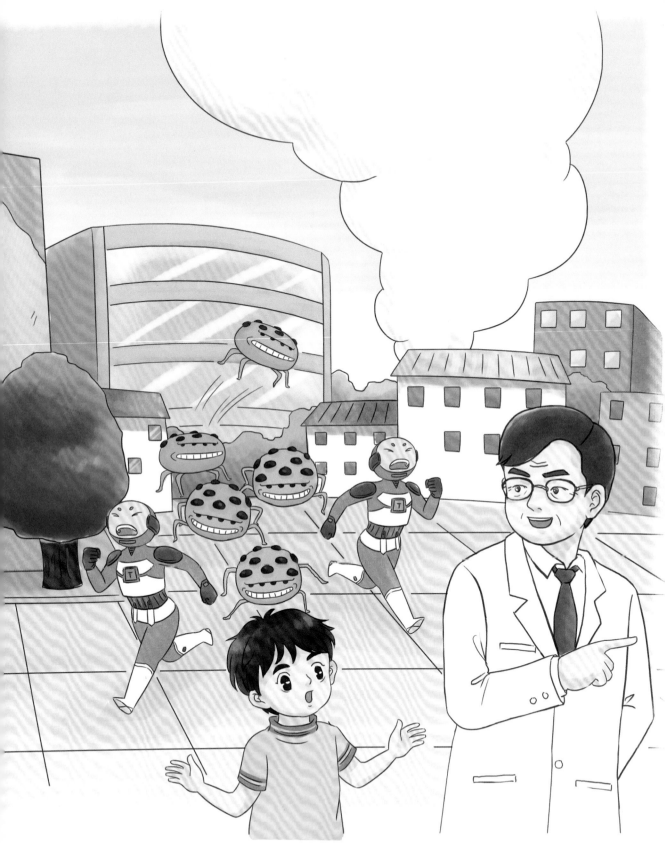

王教授：你是说希望借助健康王国的成员来支援这里？你真是个善良聪明的好孩子，我们来试试看。

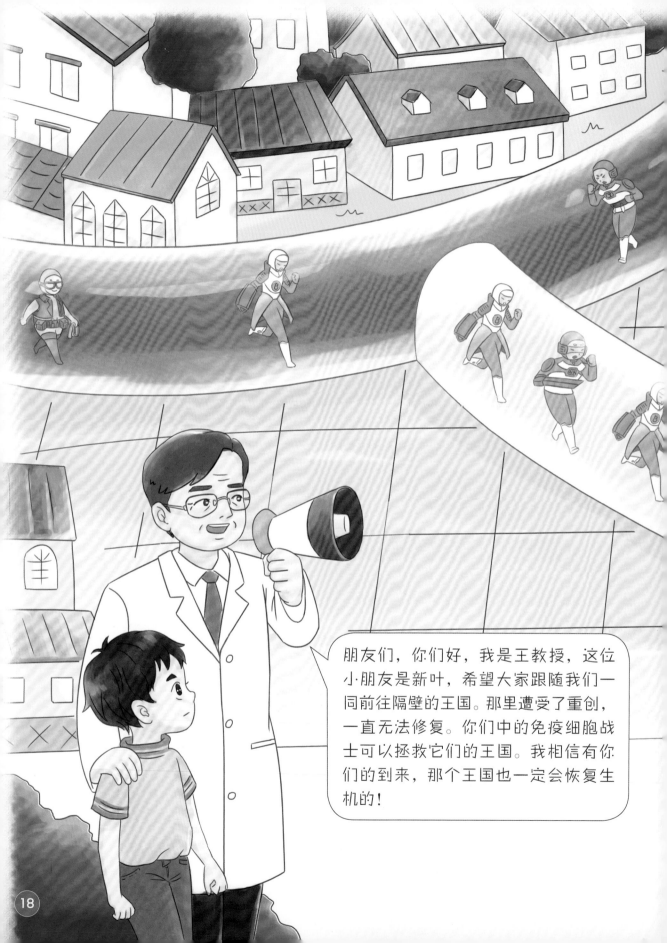

朋友们，你们好，我是王教授，这位小朋友是新叶，希望大家跟随我们一同前往隔壁的王国。那里遭受了重创，一直无法修复。你们中的免疫细胞战士可以拯救它们的王国。我相信有你们的到来，那个王国也一定会恢复生机的！

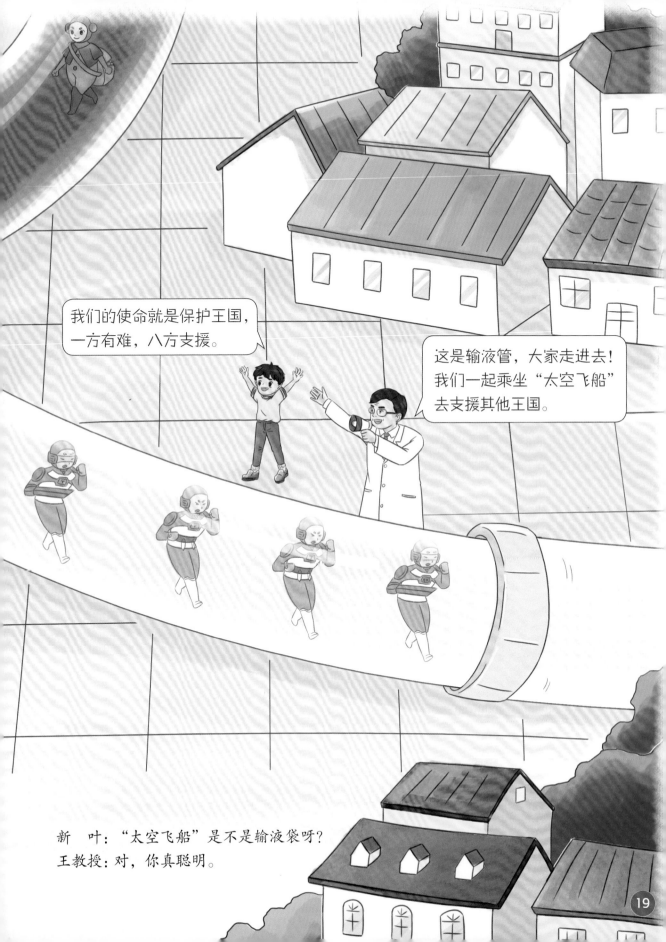

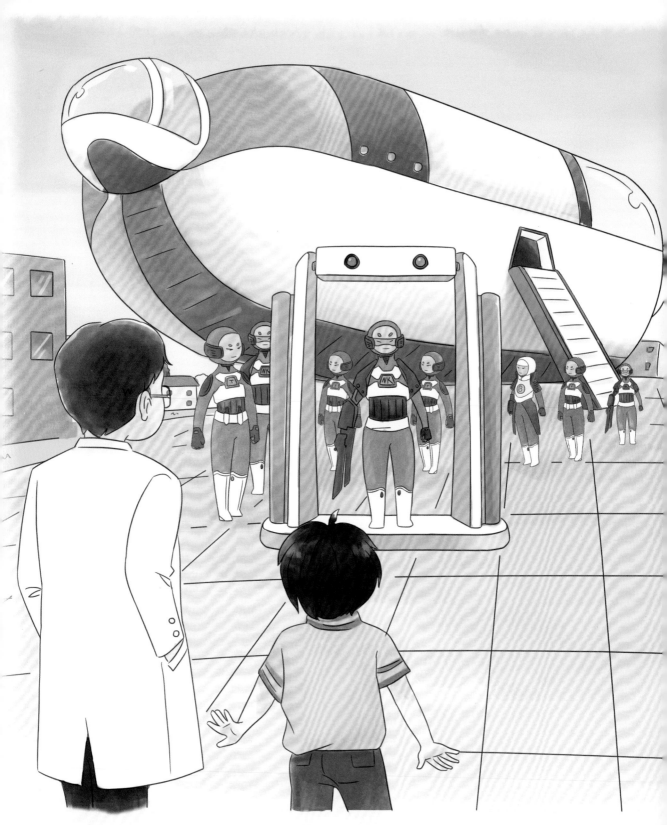

王教授：国际上有规定，细胞们去往任何一个王国之前都要经过安检，确保一会儿它们不会与城市里的细胞居民和免疫细胞战士产生不必要的冲突。

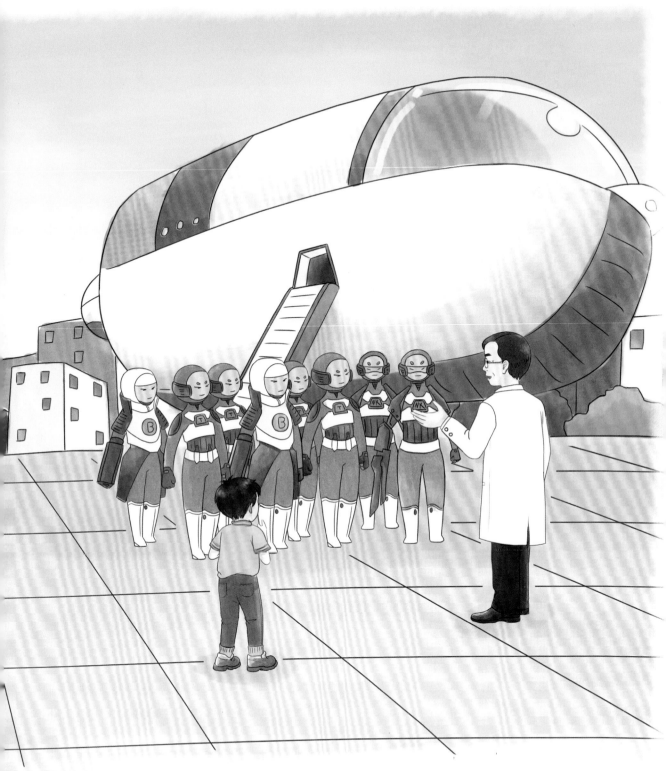

王教授：大家都符合要求，一定会很快和新城市的小伙伴相处融洽的！

新　叶：而且它们体质都很好，去了也不会出现"水土不服"，这下隔壁王国
　　　　有救啦！等全部免疫细胞战士通过安检，就让它们赶快登上"太空飞
　　　　船"吧！

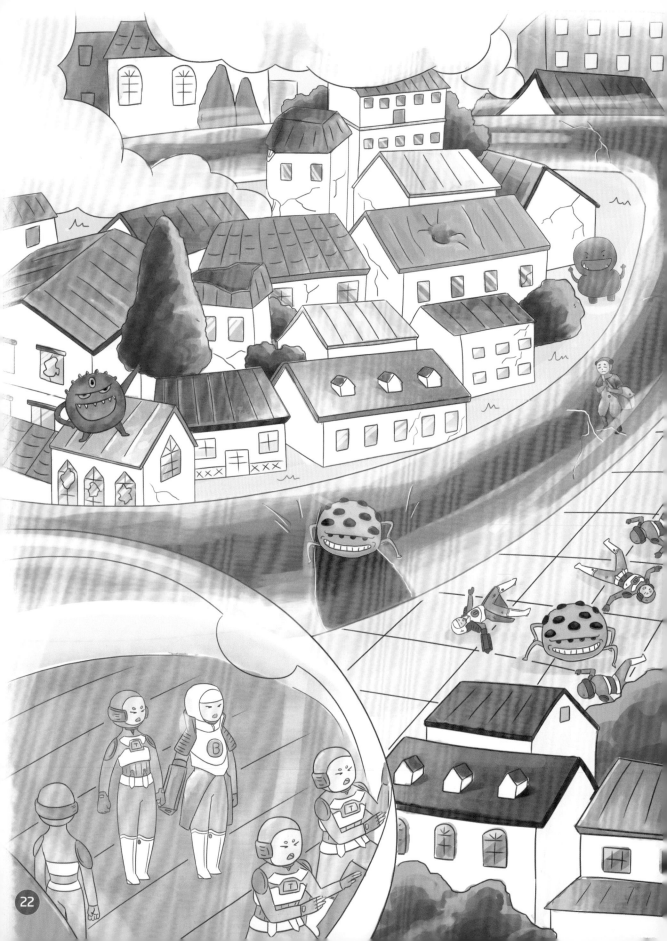

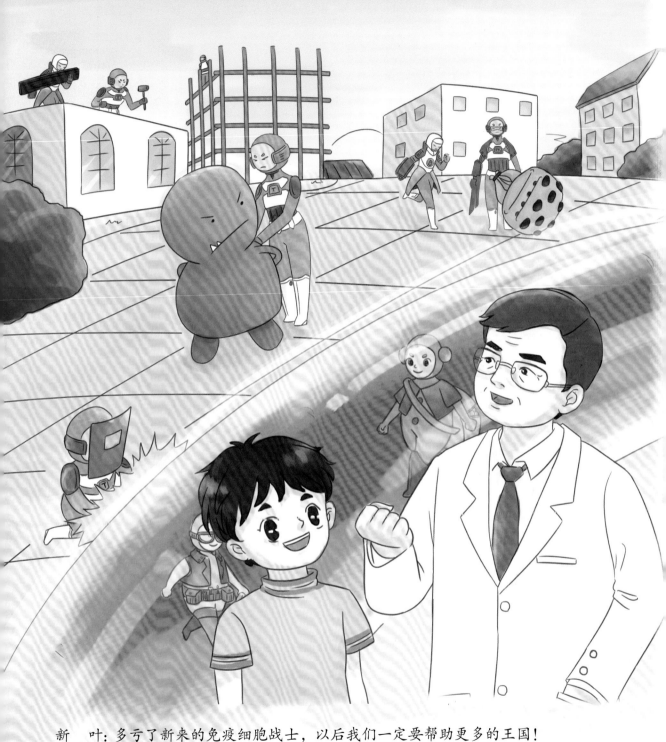

新　叶：多亏了新来的免疫细胞战士，以后我们一定要帮助更多的王国！

王教授：目前并没有完全治愈获得性免疫缺陷疾病的方法，这次搬来的救兵很快就会被消耗掉。我们得经常这样搬救兵，而且还得配合抗病毒药物治疗。不过科学家正在研究其他方法，我相信在我们的努力下，一定会找到从根本上解决这个问题的方法！

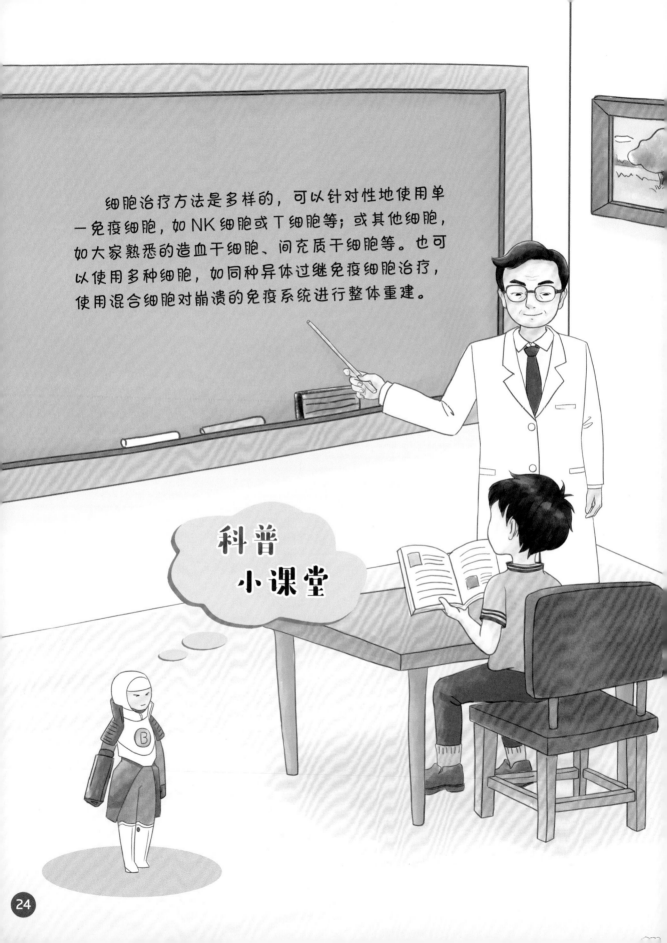

细胞治疗方法是多样的，可以针对性地使用单一免疫细胞，如NK细胞或T细胞等；或其他细胞，如大家熟悉的造血干细胞、间充质干细胞等。也可以使用多种细胞，如同种异体过继免疫细胞治疗，使用混合细胞对崩溃的免疫系统进行整体重建。

科普小课堂

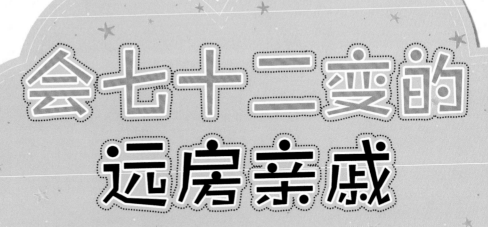

会七十二变的
远房亲戚

文/徐若男　刘　凯
图/于卓民　纪小红　朱航月

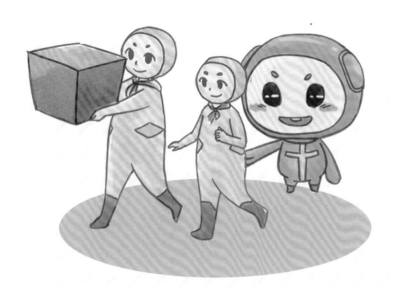

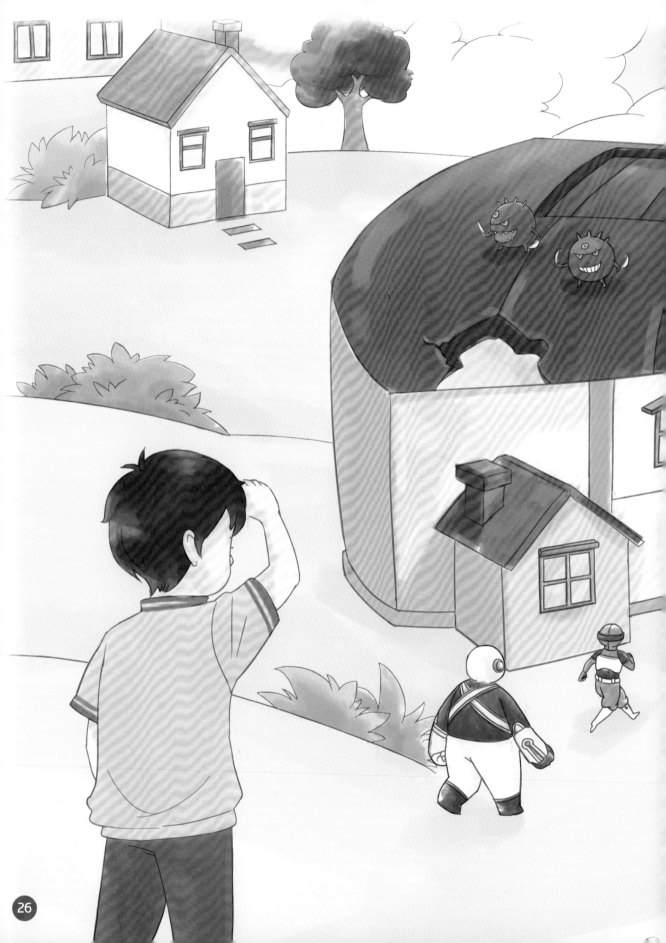

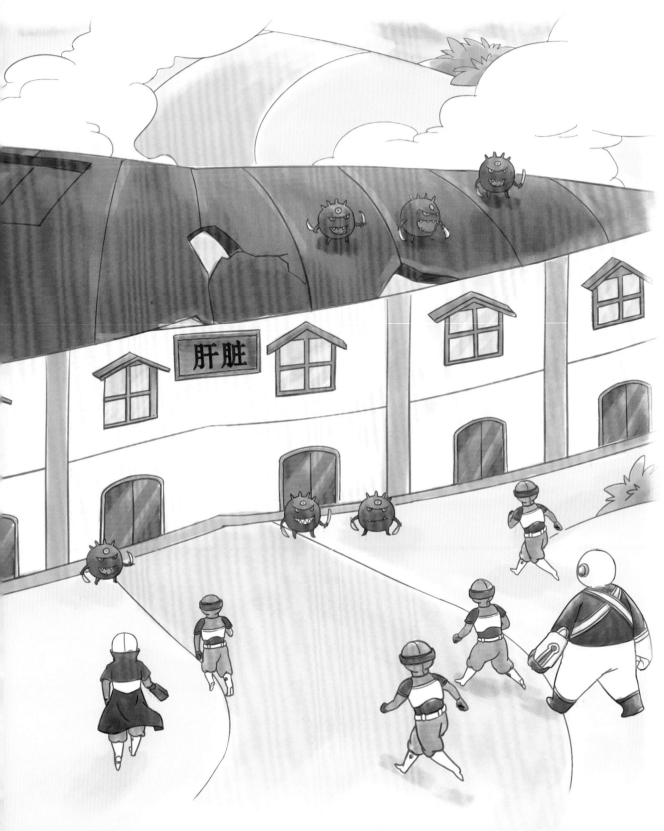

新　叶：肝脏怎么被破坏得破破烂烂的？而且还有好多免疫细胞战士往那边赶，让我去一探究竟。

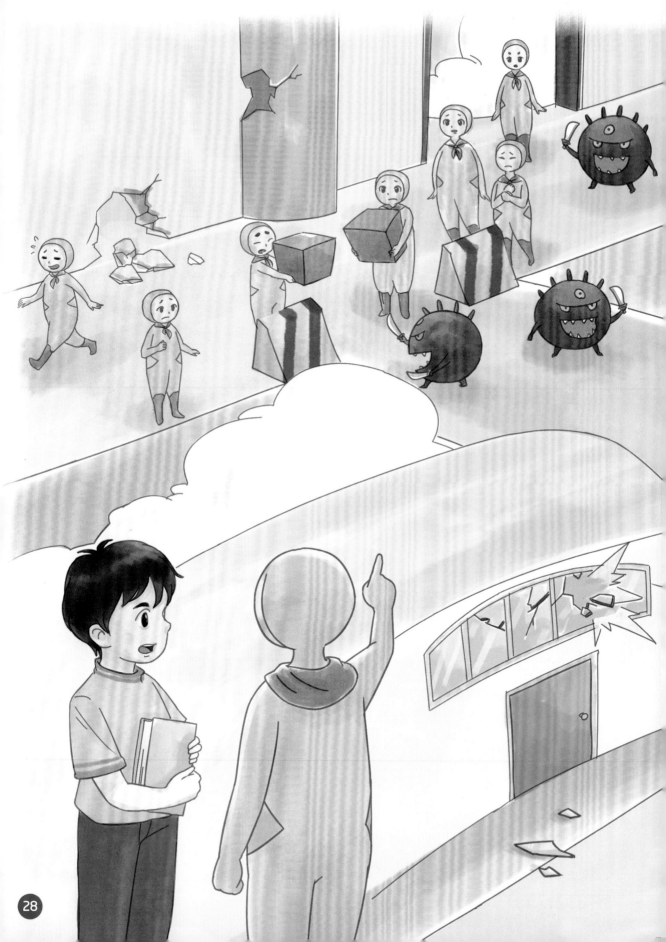

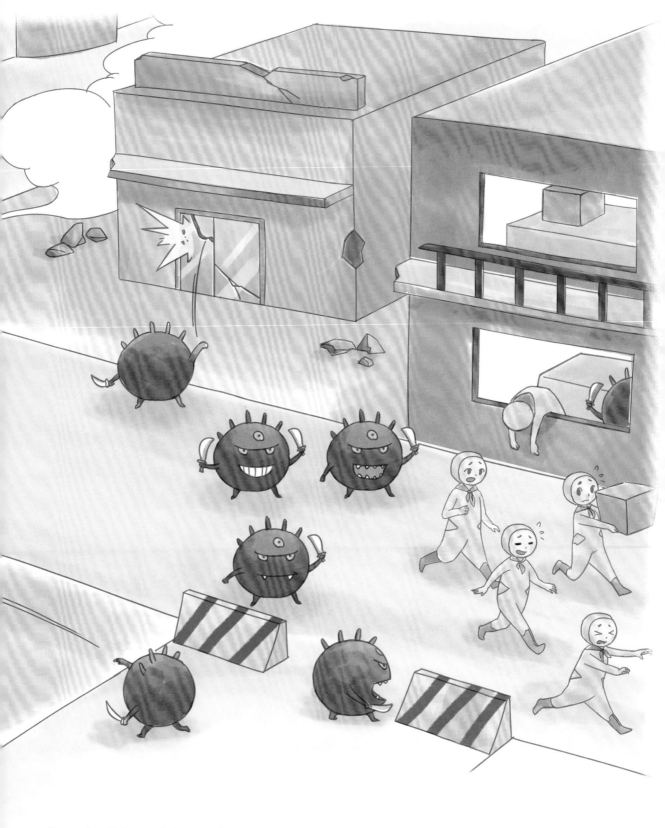

新　叶：你们遇到什么困难了吗?

乐　乐：这群乙肝病毒怪物来这里好长时间了，免疫细胞战士来了，它们就躲起
　　　　来。虽然已经比之前少了很多，但还是有很多乙肝病毒怪物在搞破坏。

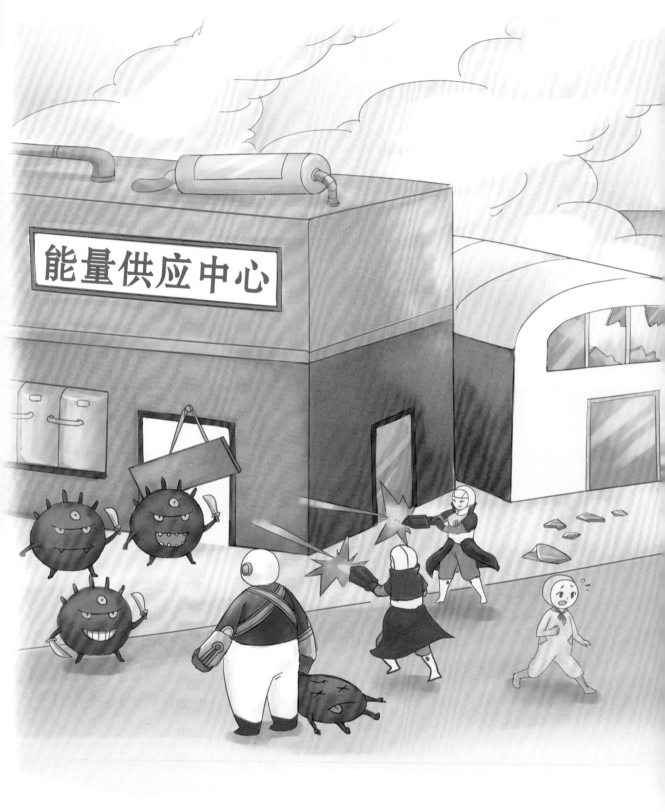

新　叶：看，免疫细胞战士来了！

乐　乐：免疫细胞战士用的武器太强，在赶跑乙肝病毒怪物的同时，也会误伤肝
　　　　脏建筑，阻塞王国里的街道。

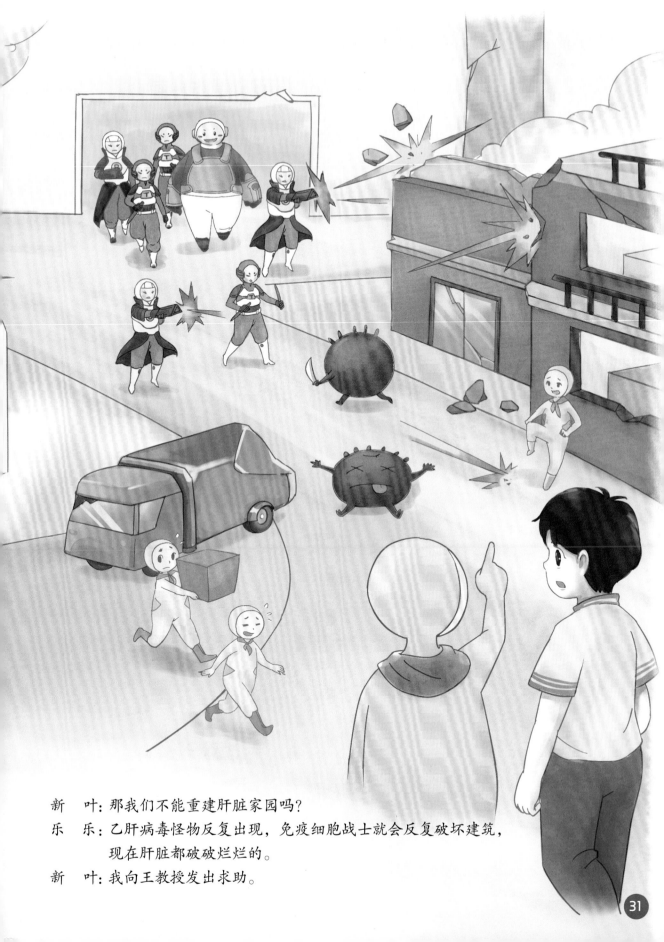

新　叶：那我们不能重建肝脏家园吗？

乐　乐：乙肝病毒怪物反复出现，免疫细胞战士就会反复破坏建筑，现在肝脏都破破烂烂的。

新　叶：我向王教授发出求助。

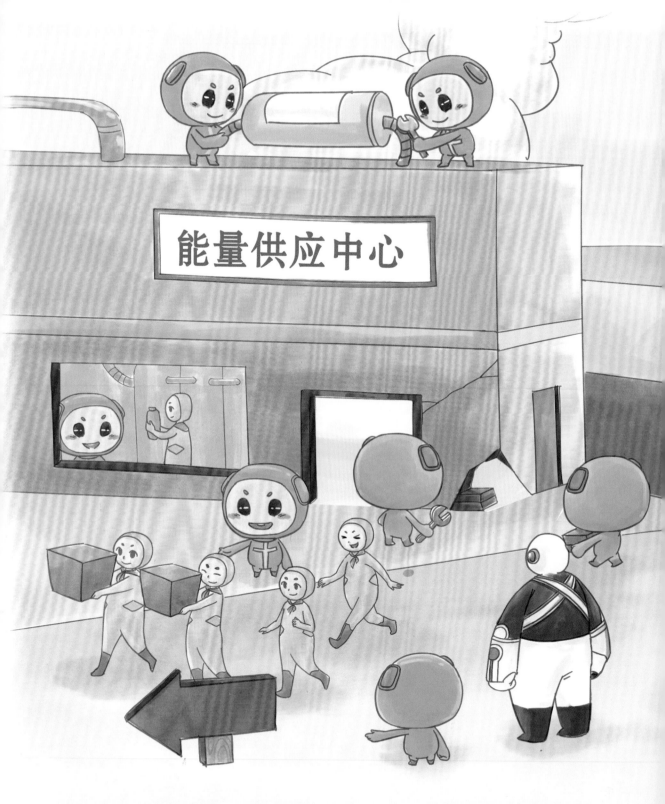

乐　乐：这群细胞是谁啊？它们可真好，帮我们修房子，它们是从哪儿来的呀？

新　叶：它们是间充质干细胞，其实是你们的远房亲戚，平时它们的数量比较少。
　　　　王教授把它们带到体外扩增后，就有足够多的数量来协助你们工作啦！

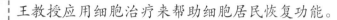
王教授应用细胞治疗来帮助细胞居民恢复功能。

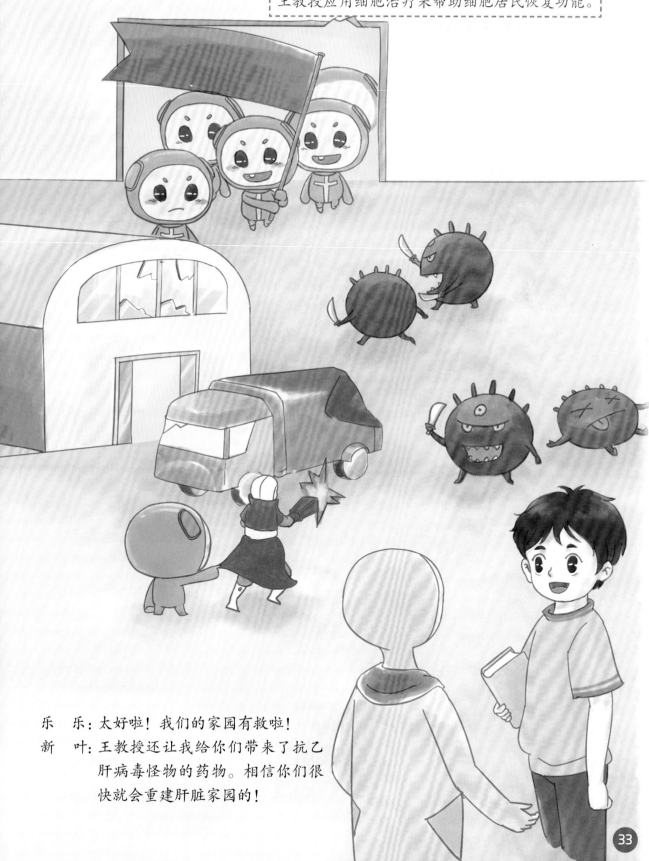

乐　乐：太好啦！我们的家园有救啦！

新　叶：王教授还让我给你们带来了抗乙
　　　　肝病毒怪物的药物。相信你们很
　　　　快就会重建肝脏家园的！

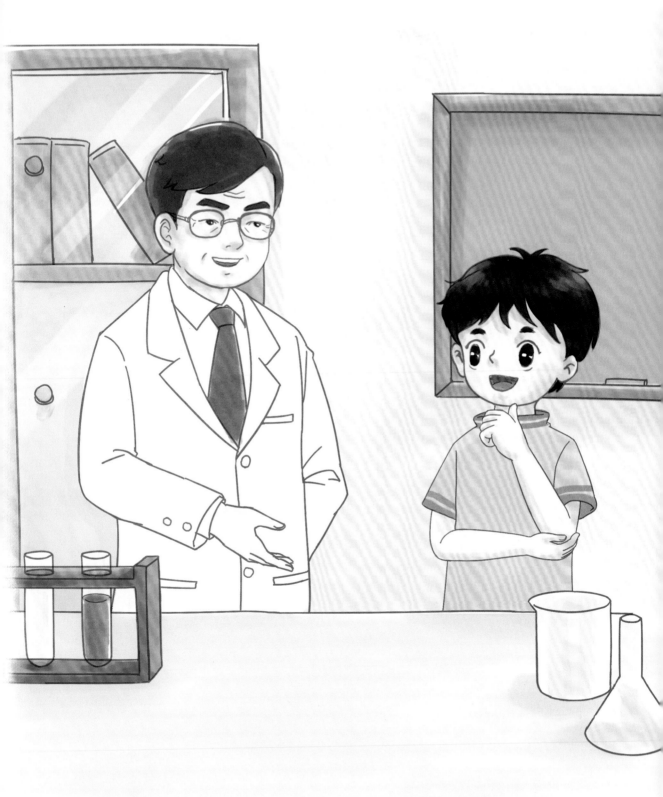

王教授：间充质干细胞是属于中胚层的一类多能干细胞，主要存在于骨髓、脐带、脂肪、肝、外周血、胎盘组织等中，以骨髓组织中含量最丰富。骨髓间充质干细胞具有多向分化潜能，能够分化为多种细胞。

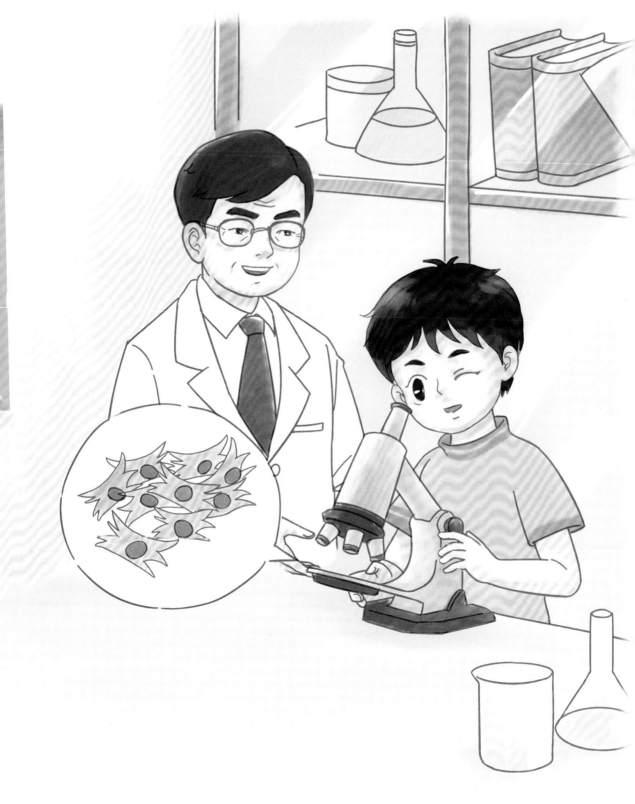

新　叶：那在我们生病时，这群细胞有什么作用呢？

王教授：静脉输注间充质干细胞，可有效将其聚集至受损肝脏部位，修复受损的
　　　　肝脏细胞，从而保护肝脏功能。

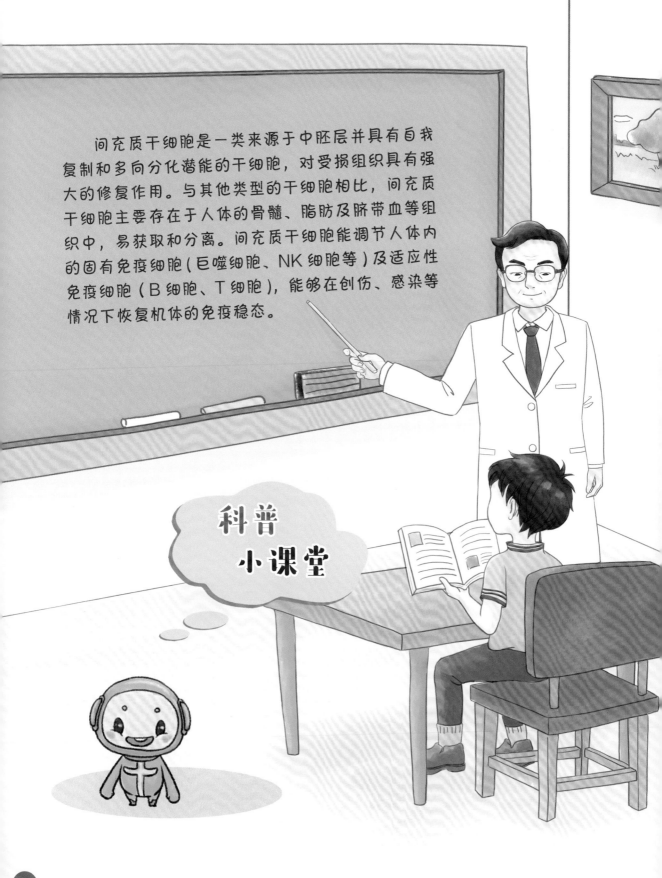

间充质干细胞是一类来源于中胚层并具有自我复制和多向分化潜能的干细胞，对受损组织具有强大的修复作用。与其他类型的干细胞相比，间充质干细胞主要存在于人体的骨髓、脂肪及脐带血等组织中，易获取和分离。间充质干细胞能调节人体内的固有免疫细胞（巨噬细胞、NK细胞等）及适应性免疫细胞（B细胞、T细胞），能够在创伤、感染等情况下恢复机体的免疫稳态。

科普
小课堂

援军来啦

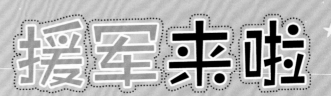

文 / 谢云波

图 / 赵义文　朱航月　纪小红

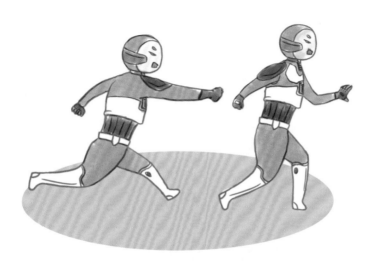

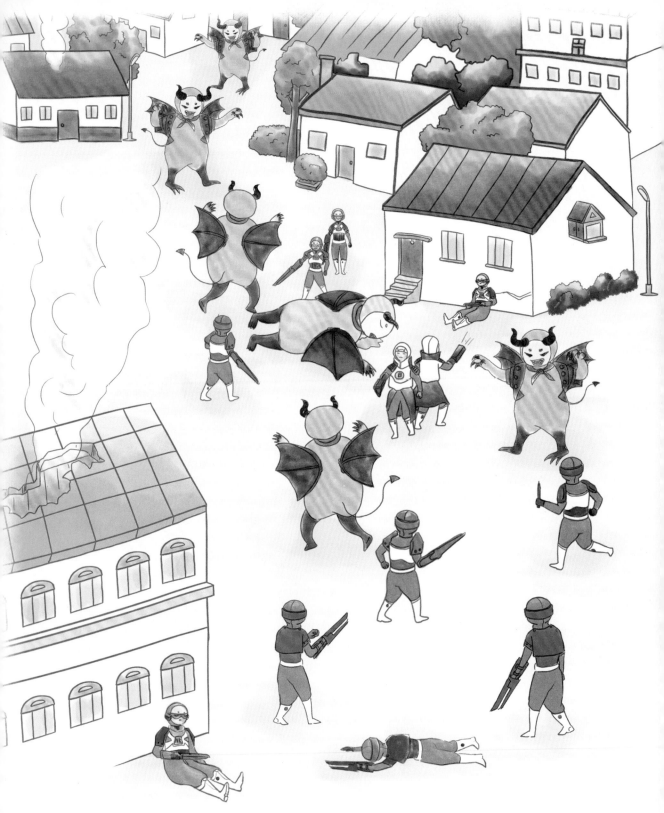

新　叶：王教授，我们帮帮免疫细胞战士吧，它们快坚持不住了。如果它们倒下，
　　　　这个王国就会被癌细胞怪物彻底占领吧？

王教授：我们可以培养一批新的免疫细胞战士来帮助它们。

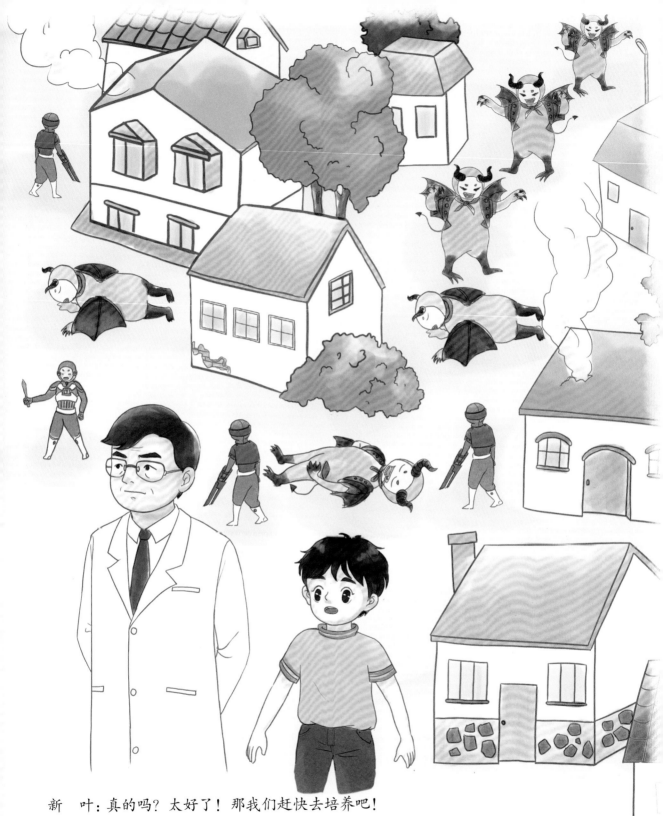

新　叶：真的吗？太好了！那我们赶快去培养吧！

王教授：别着急，我们还需要带上一些免疫细胞战士作为种子，只带走很少的一部分，不会改变战场的局势。很快，我们就会带着成百上千倍的精英免疫细胞战士回来继续战斗！

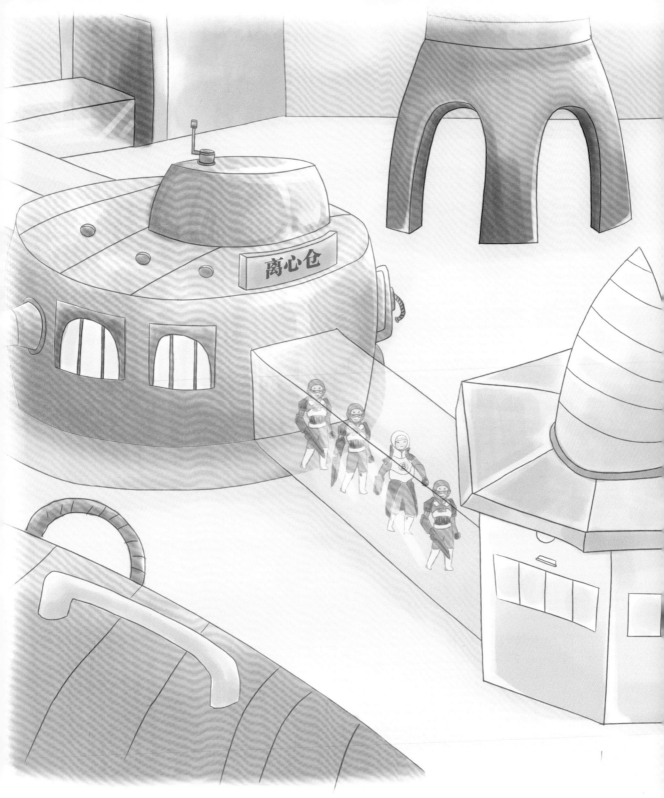

新　叶：王教授，这就是招募和筛选免疫细胞战士的地方吗？好神奇！

王教授：是的，这是科学家经过不懈努力开发出来的免疫细胞战士分类分离系统，
　　　　可以将不同的免疫细胞战士分离出来。

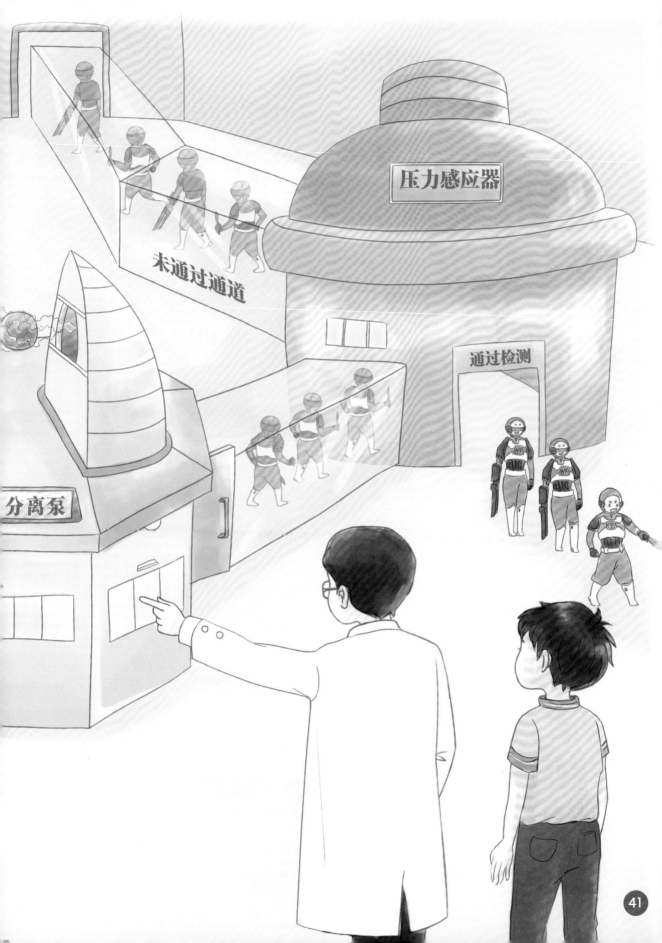

压力感应器

未通过通道

通过检测

分离泵

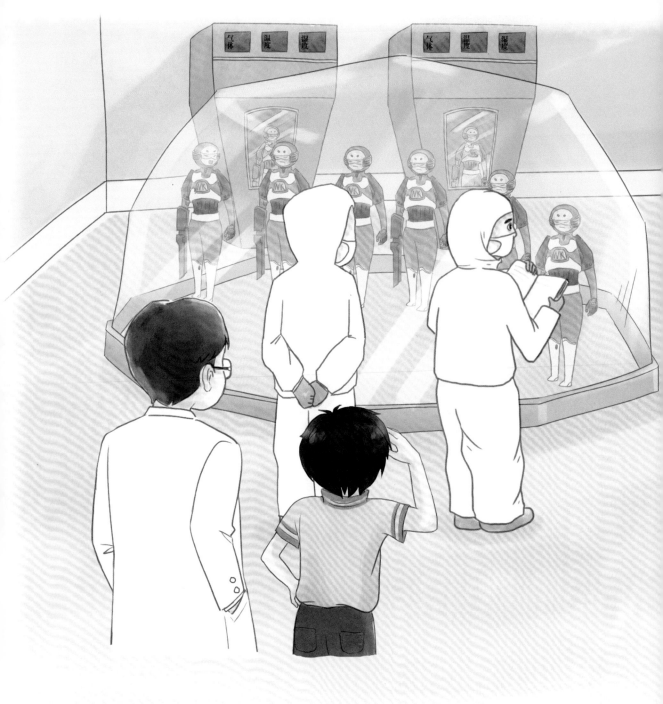

新　叶：王教授，这就是免疫细胞战士培养基地吗？好壮观啊！

王教授：是的，免疫细胞战士培养条件非常复杂。我们建立的这个培养基地是模
　　　　拟免疫细胞战士加速成长状态下的生活环境。和我们的生活环境不同，
　　　　它们需要环境中有更高含量的二氧化碳、恒定的温度和饱和的湿度。

新　叶：这么复杂啊，那我们可以进去仔细看看吗？

王教授：可以，但一定要穿上无菌服，防止我们身上的细菌怪物趁机入侵培养系
　　　　统。

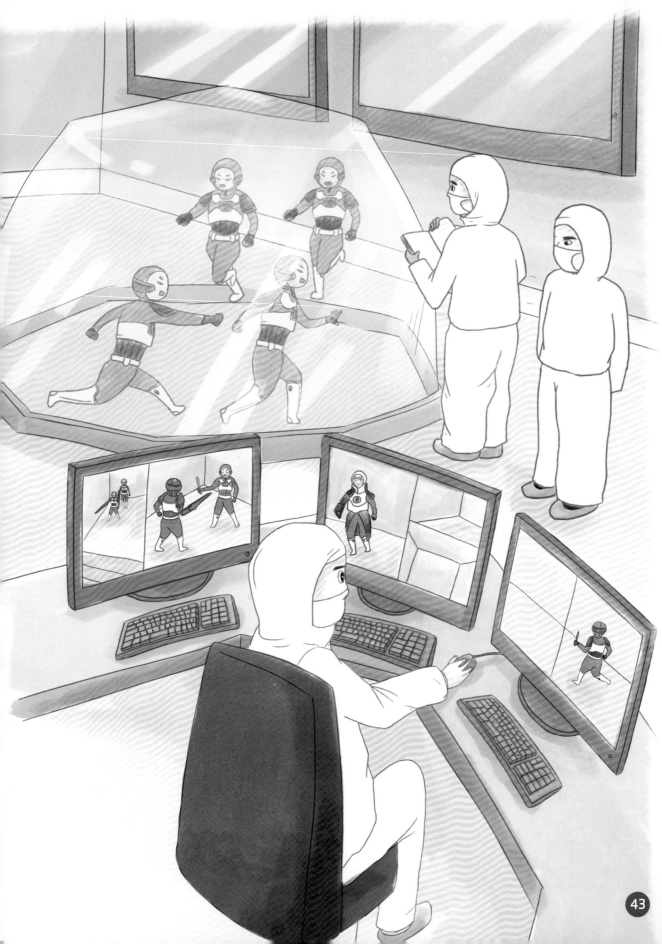

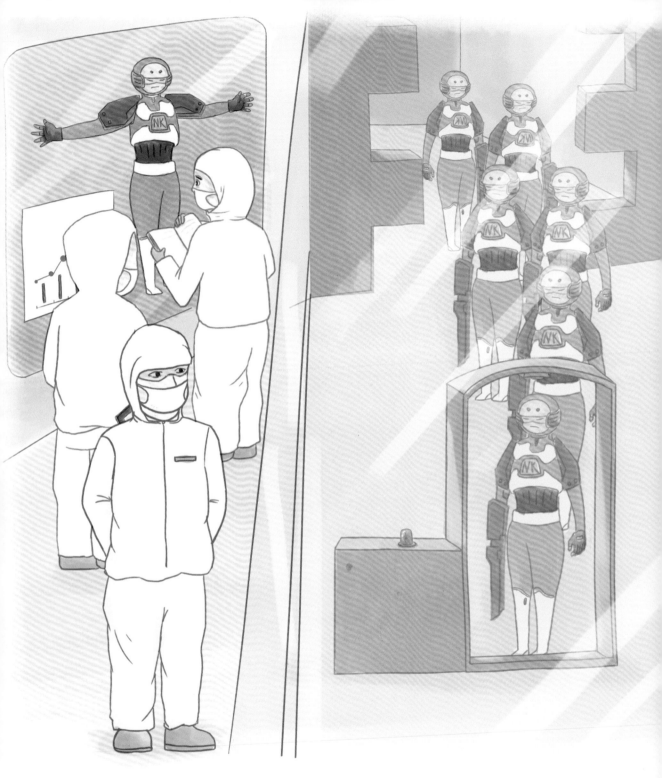

新　叶：王教授，前线战况紧急，工作人员怎么还在慢慢检查啊？培养的免疫细胞战士不能立刻上战场吗？

王教授：我们要对它们进行检测，如果没有经过检测的免疫细胞战士上了战场，万一不小心混进了细菌怪物，那情况就更糟糕了！

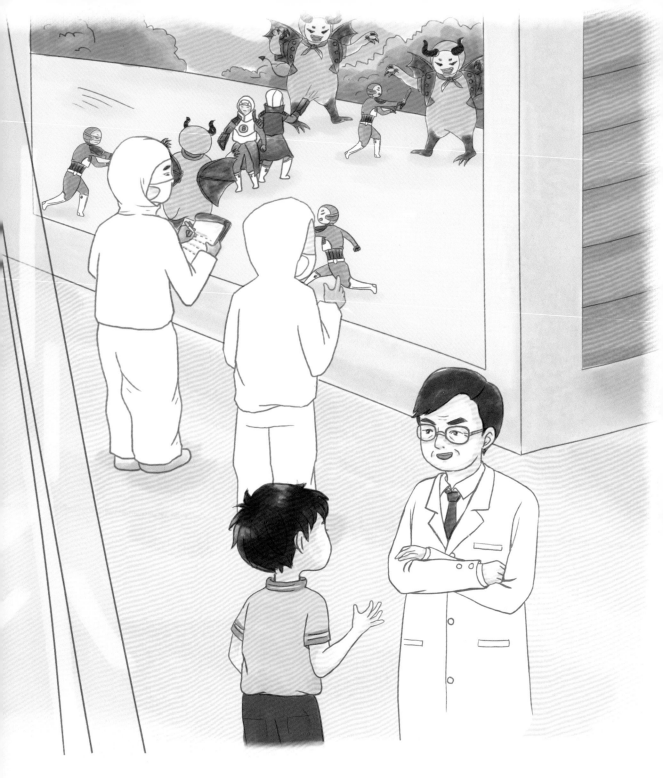

新　叶：培养系统中也有细菌怪物吗?

王教授：一般情况下，培养系统中的杀菌系统和消毒系统会确保培养过程中没有
　　　　细菌怪物混入，但也可能发生意外情况。虽然出现意外的可能性极低，
　　　　但也一定要避免，所以要经过严格的检测。

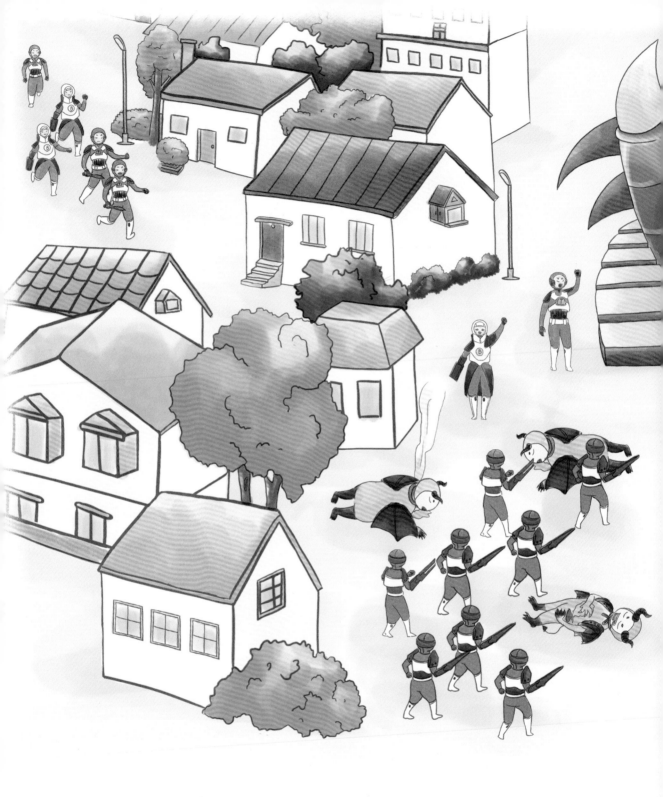

新　叶：太好了，我们终于胜利了！

王教授：是啊，都是免疫细胞战士不惧艰险，才获得了胜利。

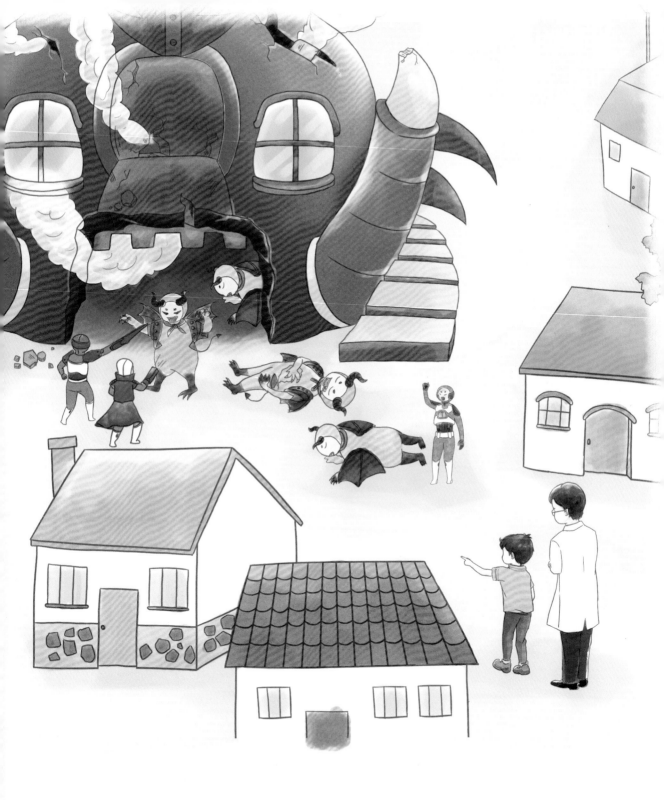

新　叶：嗯，免疫细胞战士太伟大了！那战斗结束后它们会好好休息吗？

王教授：现在说休息还太早了！它们要清理战场，还要重建防御圈，要在整个人体王国里巡逻，清除一些隐藏起来的癌细胞怪物和其他细胞怪物。

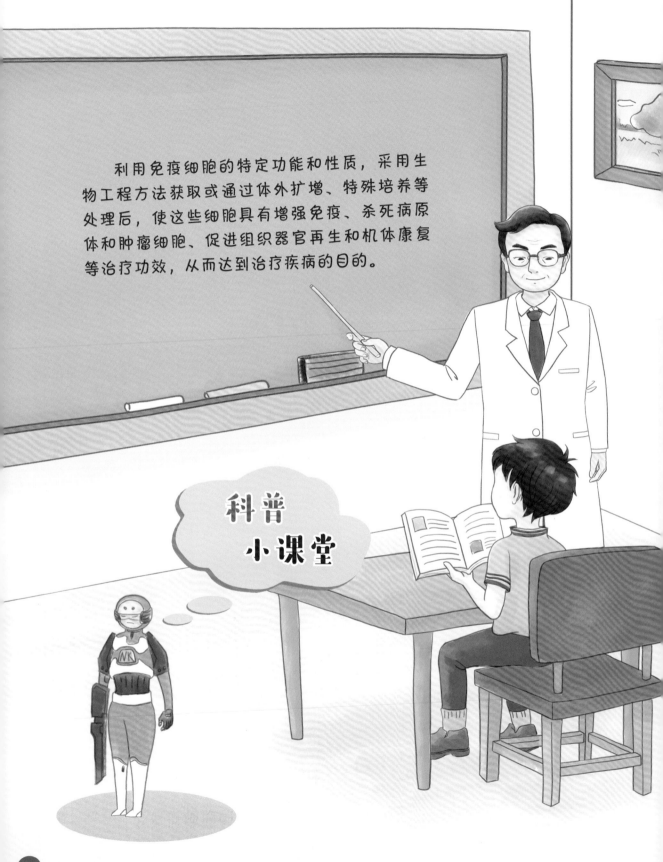

利用免疫细胞的特定功能和性质，采用生物工程方法获取或通过体外扩增、特殊培养等处理后，使这些细胞具有增强免疫、杀死病原体和肿瘤细胞、促进组织器官再生和机体康复等治疗功效，从而达到治疗疾病的目的。

科普
小课堂

细胞
检测场

文/乔　菲

图/赵义文　朱航月　纪小红

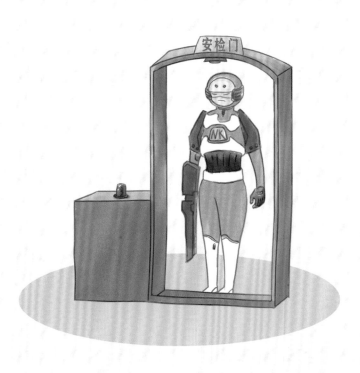

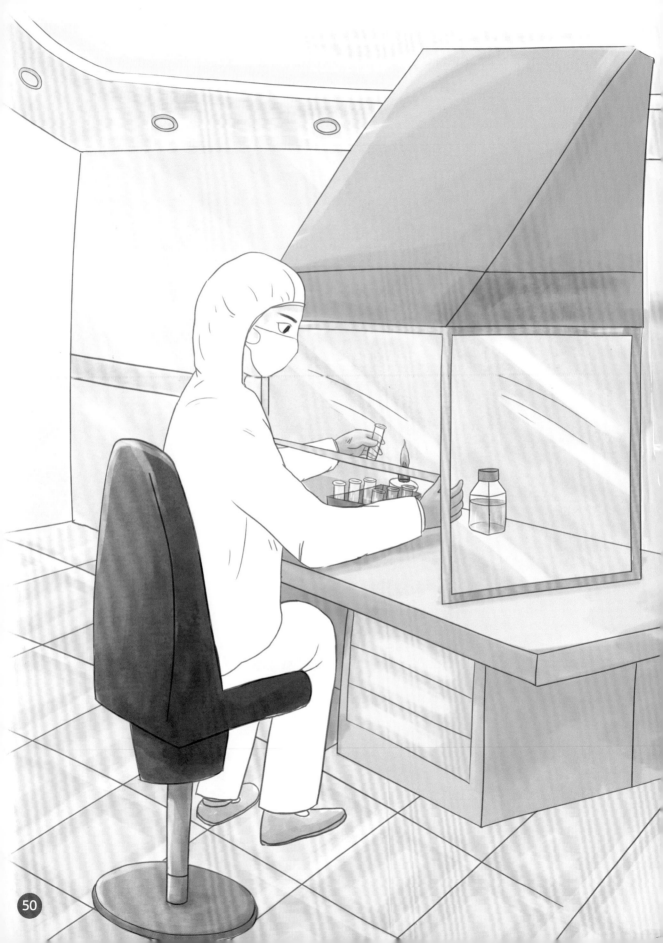

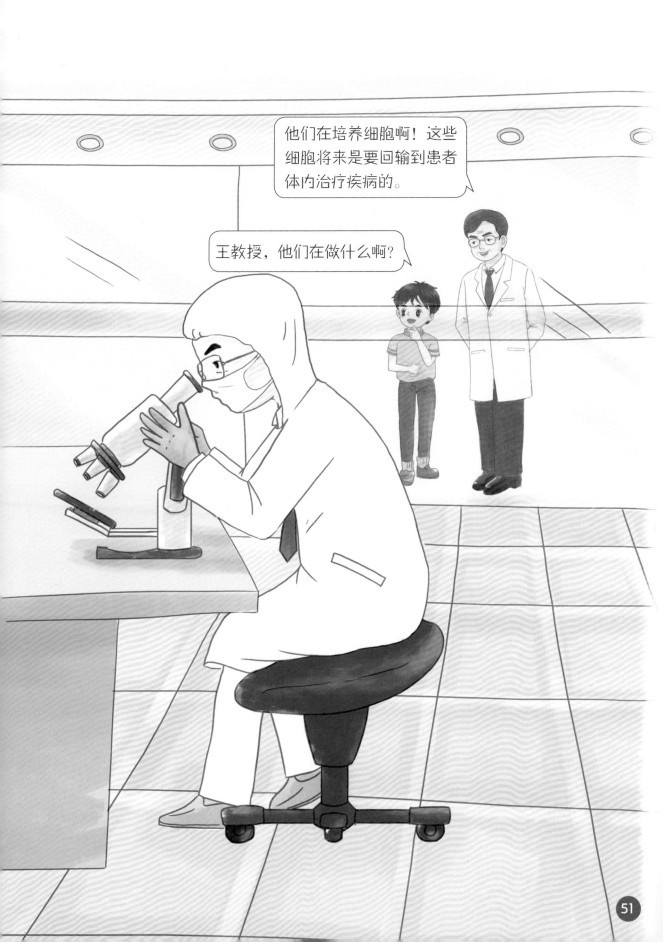

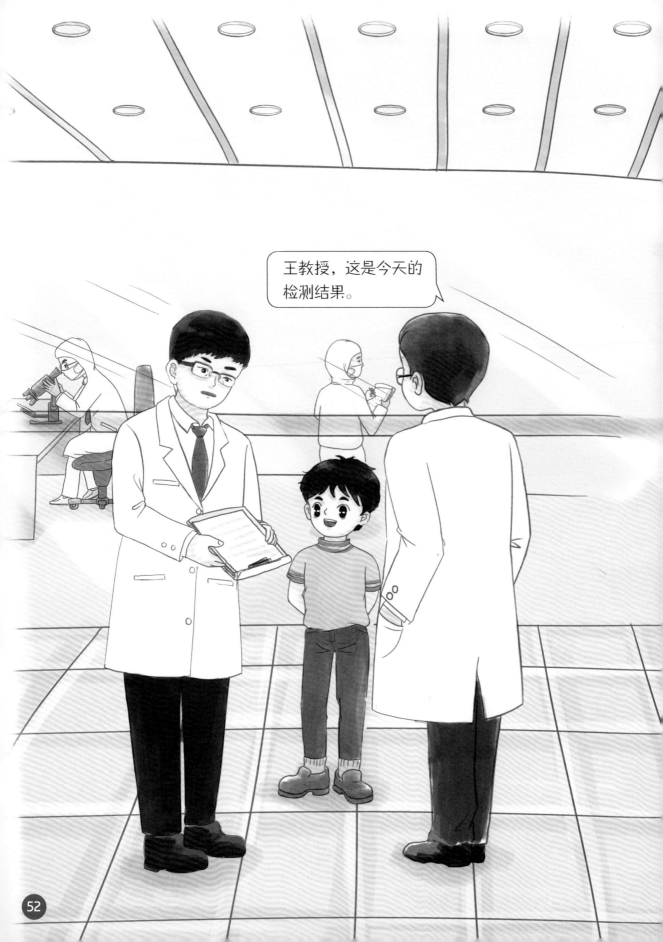

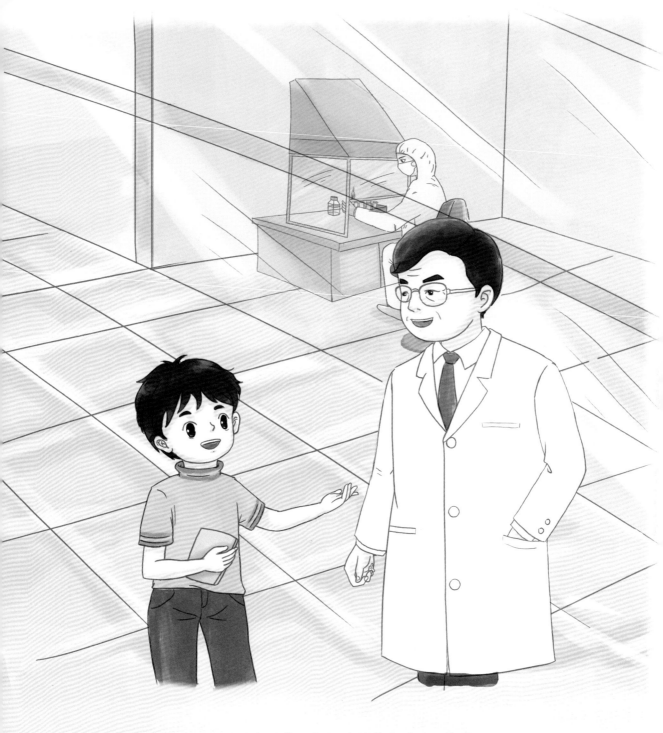

新　叶：王教授，这位叔叔刚刚在跟您汇报细胞培养方面的工作吗？

王教授：是的，这位叔叔是专门负责细胞检测工作的。

新　叶：细胞还用检测吗？

王教授：细胞当然需要检测呀！这样才能保证培养出来的细胞质量。想不想去参观一
　　　　下细胞是怎么被检测的？

新　叶：太好了！我要去！

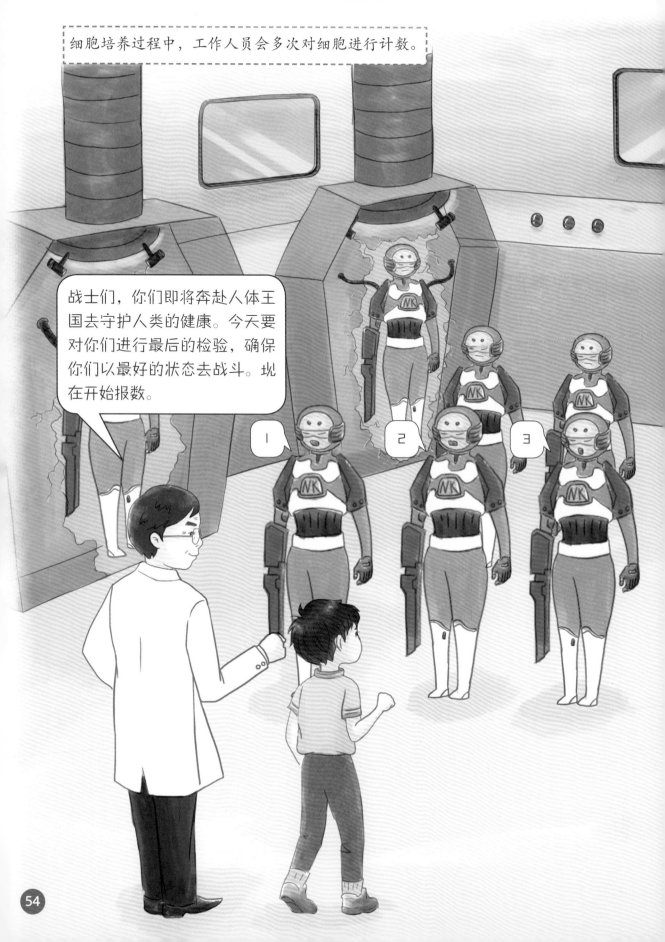

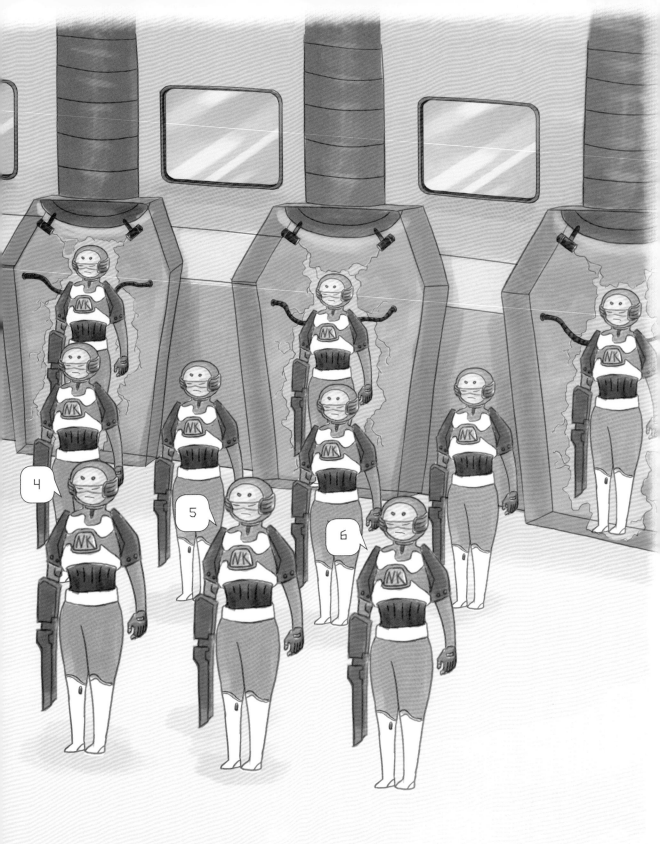

细胞培养过程中，工作人员会多次抽取细胞液，用来检测细胞在培养过程中是否感染了细菌、真菌等病原体。

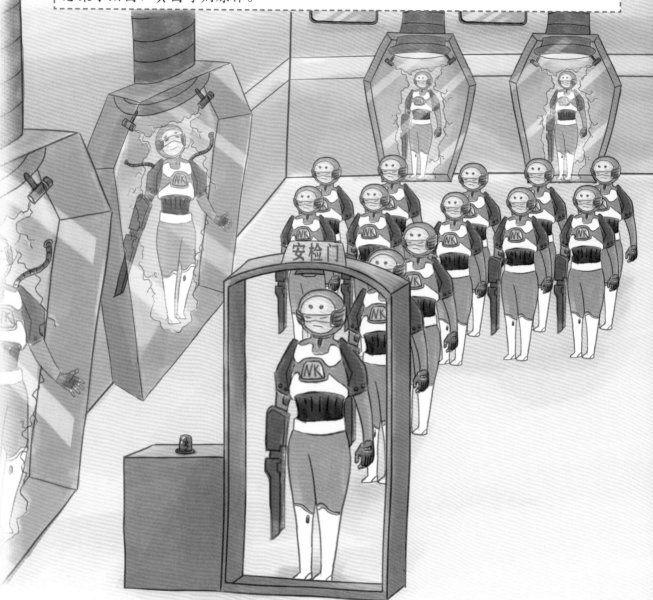

新　叶：王教授，这是在做什么？

王教授：培养细胞的时候，工作人员要对细胞进行多次检测，以保证培养的细胞
　　　　不被细菌、真菌等病原体污染。

新　叶：那个门框有什么用？

王教授：那是为了防止细菌等怪物混入免疫细胞战士队伍中，当有怪物经过的时
　　　　候会发出警报。

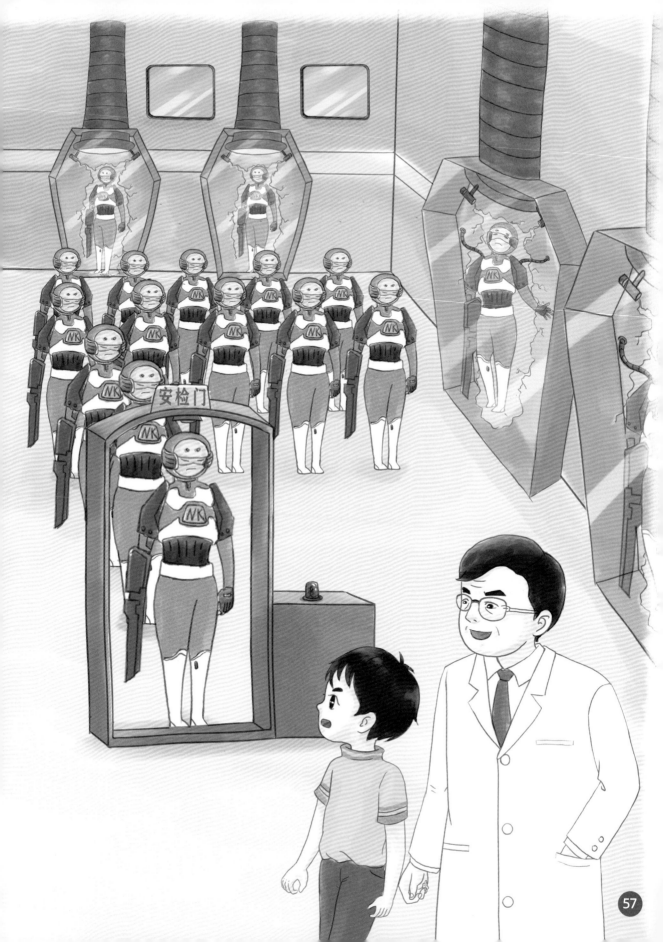

细胞培养过程中，工作人员会多次观察细胞的生长情况。

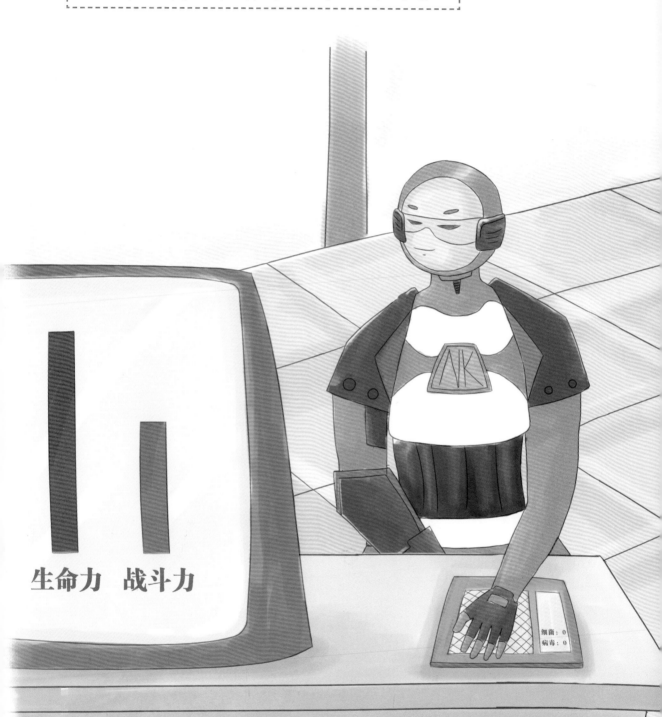

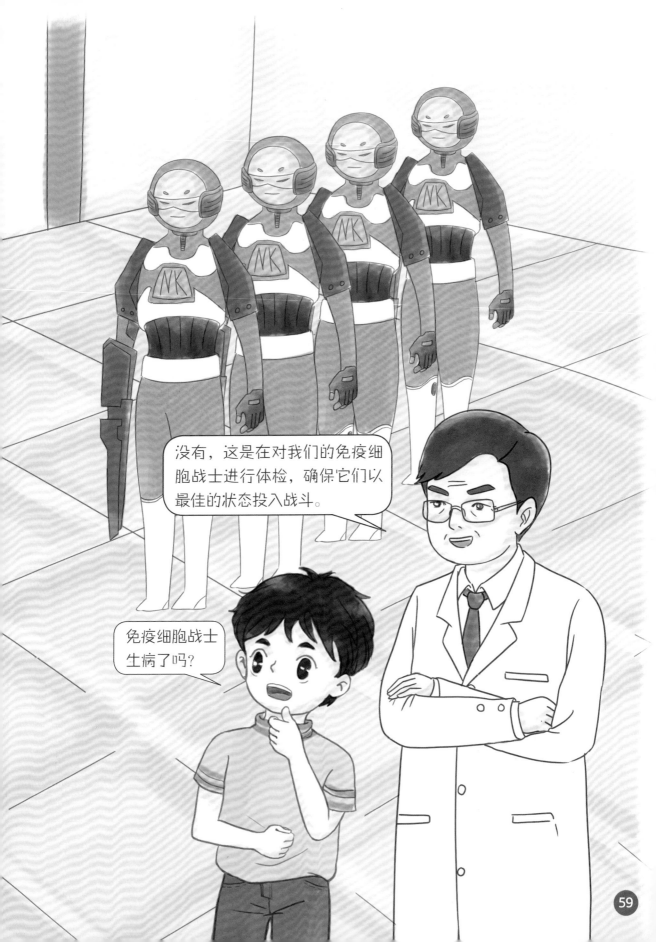

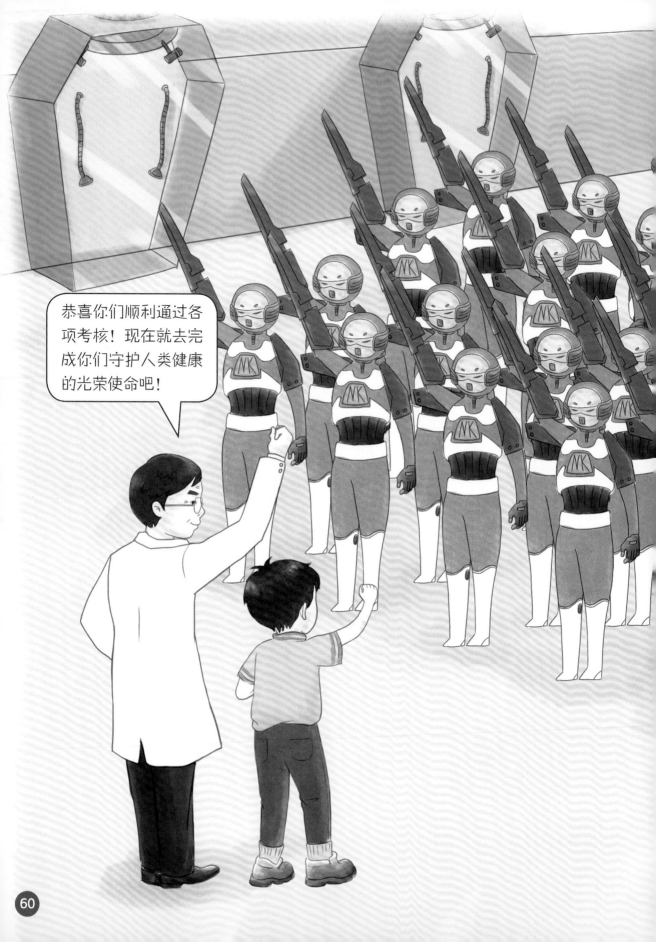

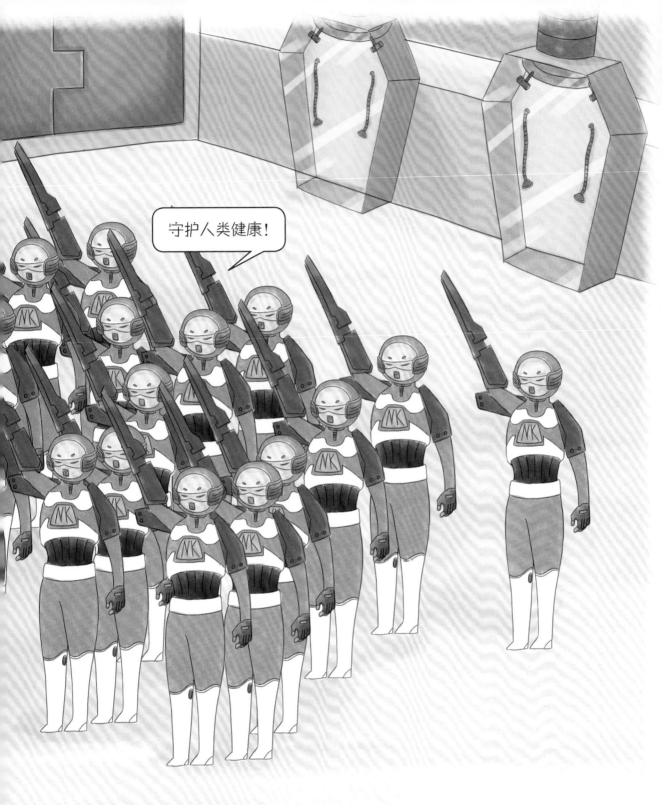

新　叶：原来培养出来的免疫细胞战士要经历这么多考核。

王教授：这只是开始，它们真正的战场是在人体王国，那里有很多怪物需要它们
　　　　去消灭！

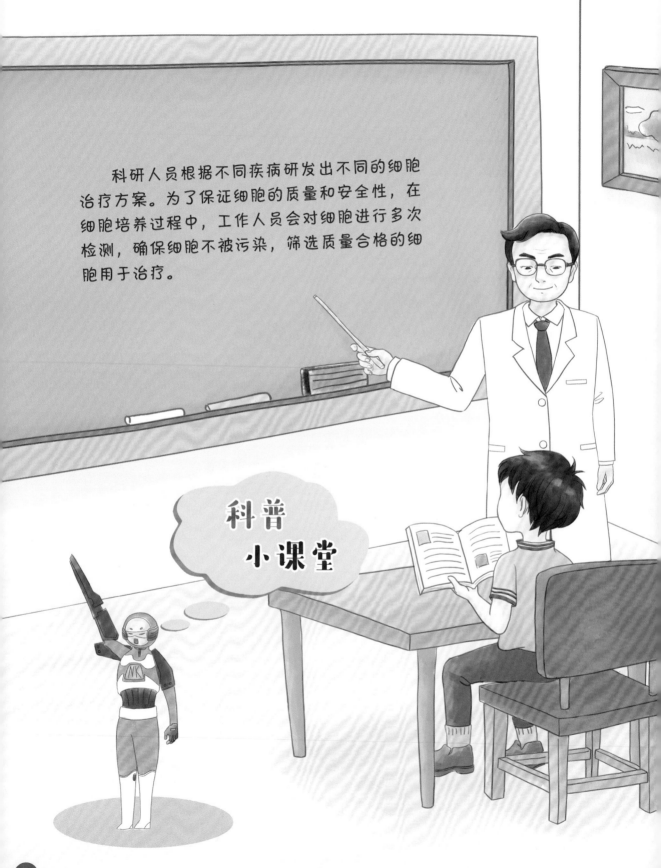

科研人员根据不同疾病研发出不同的细胞治疗方案。为了保证细胞的质量和安全性，在细胞培养过程中，工作人员会对细胞进行多次检测，确保细胞不被污染，筛选质量合格的细胞用于治疗。

科普
小课堂